お坊さんが考案した、かんたん自然治癒力アップ体操

毎朝3分で健康リセット！

松本光平

たま出版

はじめに

みなさん、こんにちは。

私は、この本のタイトルにもありますように、永平寺で修行した曹洞宗の「お坊さん」です。

普通のお坊さんなら、檀家をもって、お盆やお葬式、法事などでお経を読むのですが、私の場合はちょっとちがいます。

では、どこが「ちょっとちがう」のか。

それを説明するために、まずは私の経歴をざっと紹介しておきましょう。本書を読んでいただく際に、私がどうして「ちょっと変わったお坊さん」になったのかを知っておいていただくと、本書の内容も理解しやすくなると思います。

さて、私は高校時代、野球やボクシングで体を鍛える、バリバリの体育会系人間でした。

ところが、きびしいトレーニングの結果、逆に身体《からだ》を痛めてしまったのです。それがきっかけでスポーツの世界から離れ、実家のお寺を継ぐことになりました。お寺は曹洞宗だったので、僧侶の資格を取るために、二年間、永平寺別院で修行することになりました。

永平寺の「別院」といえば、ご存じの方もあるかもしれませんが、厳しい永平寺のなかでも一段と厳しい修行を課すところで、私もそこで修行の日々に明け暮れたものです。

修行中、その永平寺にはさまざまな病気に苦しむ人が訪ねてこられました。しかし、そのような人たちに私は言葉だけのお説教しかできないのです。自分がひどく惨めな人間のように思えました。私自身、高校時代に身体を壊して大きな手術を受けていましたので、病気で苦しんでおられる人たちの痛み、苦しみがいやというほどわかります。

そうこうしているうちに、「お経を読んでいるだけでは人は救えない。現実に人を救いたい」という思いが、どんどん強くなっていきました。

そこで、永平寺での修行を終えてから東洋医学の道に進み、学校を三つ卒業しました。しかし、そこでも自分の理想とする施術法は手に入れられませんでした。

それで結局、ふたたび実家のお寺の副住職に就任したのです。

そんなある日、不思議な体験をしました。その体験がきっかけとなり、自然治癒力を高めてその人本来の力をよび起こす施術法を開発することになりました。

やがて、その施術法がお医者さんの間でも知られるようになり、ガンや難病の患者さんがよく行くことで知られる、高知県の土佐清水病院でお医者さんたちといっしょに働くことになったのです。

普通は、亡くなった人を弔うのがお坊さんの役目なのですが、私は反対に、ガンで苦しんでおられる方に施術し、痛みを和らげ、命を救う道へと進んだわけです。

――これが、「ちょっと変わったお坊さん」の顛末《てんまつ》です。

いまでは、札幌を中心に東京や神戸で施術したり、勉強会を開催しています。

ところで、私は自分の施術法を「浄波良法」とよんでいます。「浄波」というのは、文字どおり「波動を浄《きよ》める」ことですが、みなさんもご存じのように、波動は人間の目では見えません。

そこで、施術前・施術中・施術後のその人のエネルギーの変化などを、写真、データで科学的に実証してきました。

現代は「科学」の時代ですので、「科学」的に実証されていないことは、インチキ扱いされてしまいます。とりわけ、お医者さんなどはそうしたデータがないと、私の施術法を取り入れてくれません。私自身も、信じる信じないで物事が決まってしまう世界があまり好きではなかったこともあり、科学的なデータを揃えてきたわけですが、考えてみれば、これも普通のお坊さんのやること

▶施術前

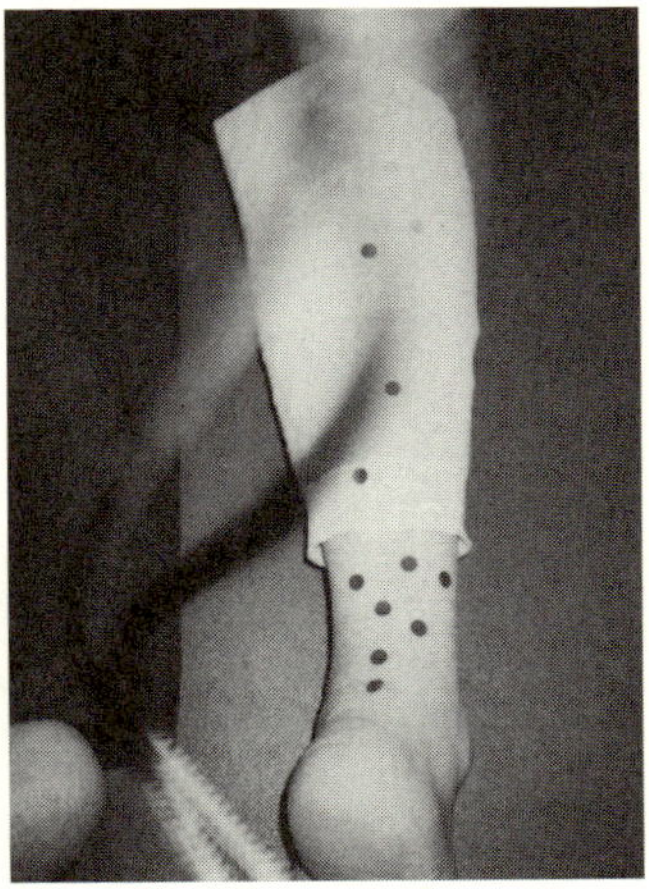

▼施術中

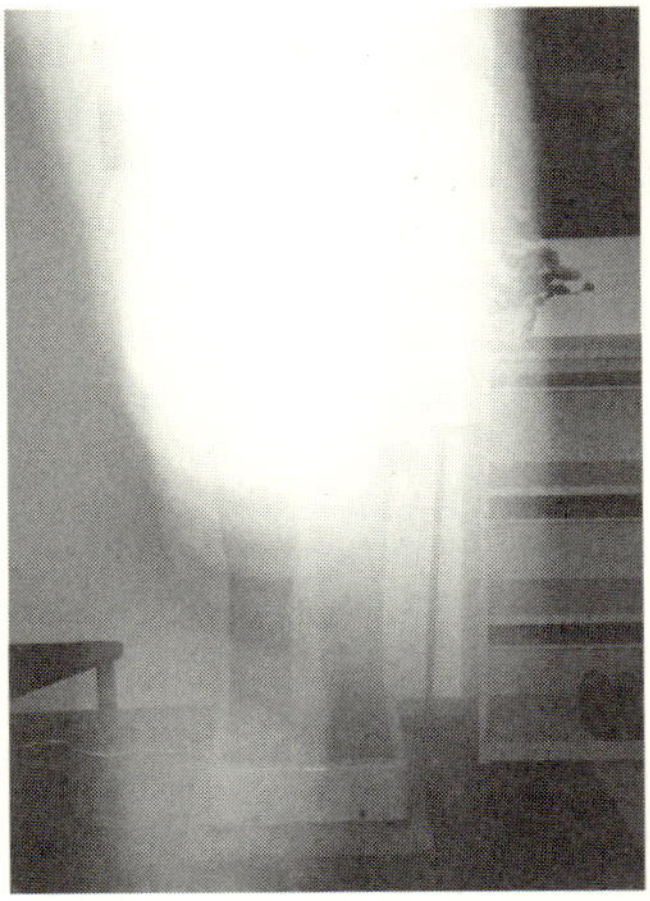

▶施術後

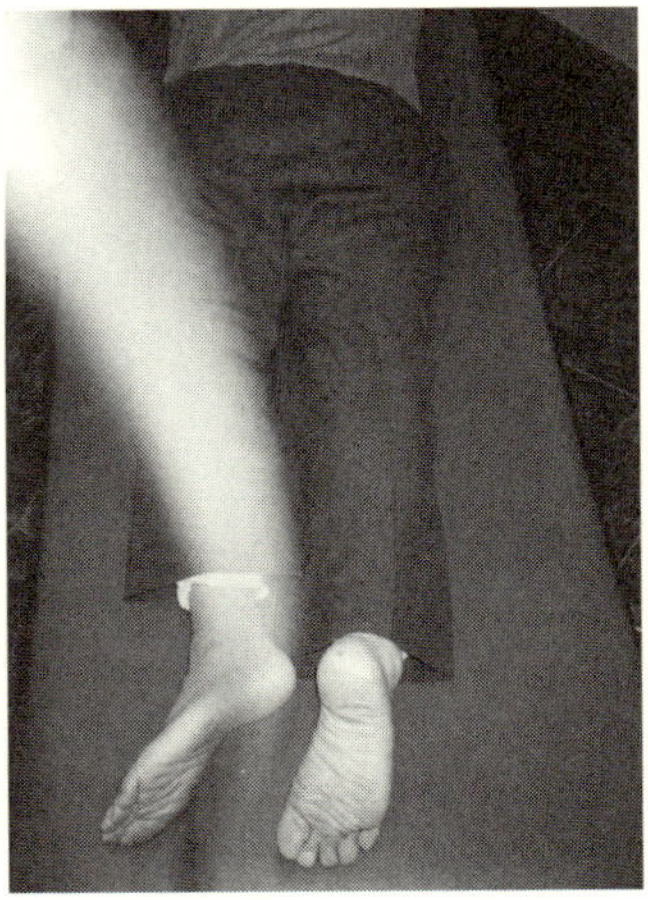

施術前は、足にヒモ状のマイナス波動がまとわりついているが、施術中、
光を仙骨に共鳴させることにより、施術後はきれいな白光に変わっている。

ではありませんよね。

そして、そんな私が考案したのが、今回、この本で初めてご紹介する「自然治癒力アップ体操」です。

この体操は、前述の浄波良法とやりかたこそちがいますが、浄波良法をもとにして考案した、ヨガ的体操です。たった三分間だけ、時間の空いたときにおこなえば、自然治癒力の源である「仙骨」に共鳴し、自然治癒力がアップします。

この体操の特色は、自分の身体がよくなったことを自分で実感できる点です。圧痛点（くわしくは本章で解説）の変化をみると、体操のあとに圧痛点が消えているのがわかります。

健康法を続けるためには、やっていて効果が見えることがいちばんですから、痛みが消える効果が実感できるこの体操は、どなたでも長く続けられると思います。毎日、気軽な感覚で自分の身体をリセットして、ぜひ自然治癒力をアップさせてください。

最後に、この本では、体操のほかに、僧侶として毎月開講している「寺子屋」でのお話、また、私の究極の夢である、病院とお寺がひとつになった「ホスピス構想」についてもお話しさせていただくつもりです。

この本に出会った方が、健康、人生、生と死に関する正しい理解をされて、ご自分と家族の健康を守り、幸せな人生を送っていただけたら、これに勝る喜びはありません。

お坊さんが考案した、かんたん自然治癒力アップ体操　目次

第一章　病気とは何なのか？

みなさんは、「生老病死」という言葉を知っていますか。これは、お釈迦様が言った言葉で、人として絶対に逃れられない四つの苦しみのことです。私たちがよく使う「四苦八苦」の「四苦」も、じつはこの「生老病死」のことを指しています。

人間は、生きることの苦しみ、年をとり、病気になり、死ぬという苦しみから逃げられません。

でも、そもそも病気とはいったい何なのでしょうか。それに、どうして人は病気になるのでしょう。

また、同じような環境にいるのに、病気になる人とならない人がいるのはなぜなのでしょうか。たとえば、ある病気のウイルスに感染したとしても、発病する人としない人がいます。そのちがいは、いったい何なのでしょう。

できることなら、病気になんてならないほうがいいに決まっています。だから、病気になるとすぐに、病気の原因になるものを取り除けばいいと考えて、みんな病院に駆けこむわけです。

でも、病気の原因は複雑にからみあっていて、どれかひとつを特定することはできません。つまり、病気は、つきつめれば、原因のわからない、異常な状態を指すものといえるでしょう。

それを、安易に、腫瘍ができたから切ればいいとか、薬を飲むだけでいいとか、そのように考えていては、いつまでたっても病気の苦しみから逃れられません。

それぞれの人が、それぞれにちがう「因縁《いんねん》」をもって生まれてきているのと同じように、たとえ同じ病気にかかったとしても、効く薬も、効果のある療法もそれぞれちがいます。それは、その人のもっている病気の原因が同じではないことを示しています。

では、どうすればいいのか。

そこで大切になってくるのが、人間が本来もっている自然治癒力を引き出す、という考えかたです。


でも、そもそも自然治癒力とは、いったい何なのでしょう。

現在では、西洋医学、現代医学のほかにも、東洋医学や民間療法の見なおしが進んで、さまざまな治療法があふれています。情報が多すぎて、何がよくて、何が自分に効くのか、大勢の方が迷っておられることでしょう。

健康食品やサプリメントも数え切れないほどあって、そのすべてに「これで治った!」「この効き目はすごい!」というような情報が盛りこまれているわけですから、専門家でない方が迷うのは当然です。

物事に迷ったとき、または進むべき道に迷ったとき、仏教では「内を見つめよ」と説いています。「外にある仏を求めるのではなく、内なる仏を求めよ」

とも説いています。

「内なる仏」――これが自然治癒力なんですね。外にある治療方法を、あれでもない、これでもないと選ぼうとするから迷うのです。それよりも、自分のなかに、病気を治し、癒す最高の機能があるとわかっていれば、一切の迷いは消えてしまうことでしょう。

必要なものがすぐに手に入り、どんどん便利になる社会で、人間は自分のなかにある本来の力、どんな病気も治癒する力が存在するのを忘れてしまっています。

あるいは、自分に力があると知っていても、それを磨こうとせず、外にあるものを頼っているうち、その力を衰えさせてしまったのかもしれません。

症状が出たとき、病気になったとき、病院へ行ったり、薬を飲んだりするのはもちろんですが、そのときにひとつだけ、つけ加えてほしいことがあります。

「自分の身体は悪いことはしない。身体はがんばっている」

と、自分で自分の身体を認めてあげてください。不安を抱えたままでは、身体の自然治癒力はおとろえたままで、回復しないからです。

病気になるのは、感情に乱れが生じたり、無理をしたり、食べすぎたりといった、何かしらの原因が積み重なったからです。そんなときでも、人間の身体は、どうすれば病気が治るのかをきちんと知っています。何が病気の原因なのか、身体がわかっているのです。

まずは、すべてを、その力に任せるという気もちをもち、自然治癒力を高めていきましょう。

自然治癒力を信じて、まかせる、その素直な気もちが、病気を治す基本というわけです。

第二章　オリジナル体操で自然治癒力をアップ

第一章でお話ししたように、身体は治りかた、治しかたを知っています。

しかし、身体が知っているから病気を治すのはかんたんか、というと、もちろんそうではありません。

自分のつくりだした病気は自分で治せる——とはいえ、そのことを頭ではわかっていても、病気の人にしてみれば、ではどうしたらいいのか、わからないことでしょう。

そこで、私は自宅でだれにでもできる体操を考案しました。それが自然治癒力アップ体操です。

この体操は、浄波良法の理論をもとに考案したもので、子どもからお年寄りまで、誰でも三分間あればかんたんにできます。

では、この体操で本当に自然治癒力がアップするのか。それをご自分で確かめてみることにしましょう。

まず、今の身体の状態を確認します。

体操をする前に、首をぐるっと回してみてください。重いと感じる人は、身体のどこかの骨格が歪《ゆが》んでいることがわかります。そのことから、身体の機能が低下しているということもわかります。

次に、押すと痛い場所がないか確認してみましょう。痛い場所――圧痛点を探して、確認のために印をつけておきます。私がおこなうときには、シールを貼ってマークしておく方法をとっています。

圧痛点があるということは、首が重いのと同じく、身体のどこかの骨格が歪んでいて、身体が悪い方向にむかっているということです。その痛みを放っておくと、ほんの少しずつではありますが、身体のなかに悪い影響をおこしていくのです。

また、そういうマイナスのエネルギーが蓄積してしまうことで、自然治癒力

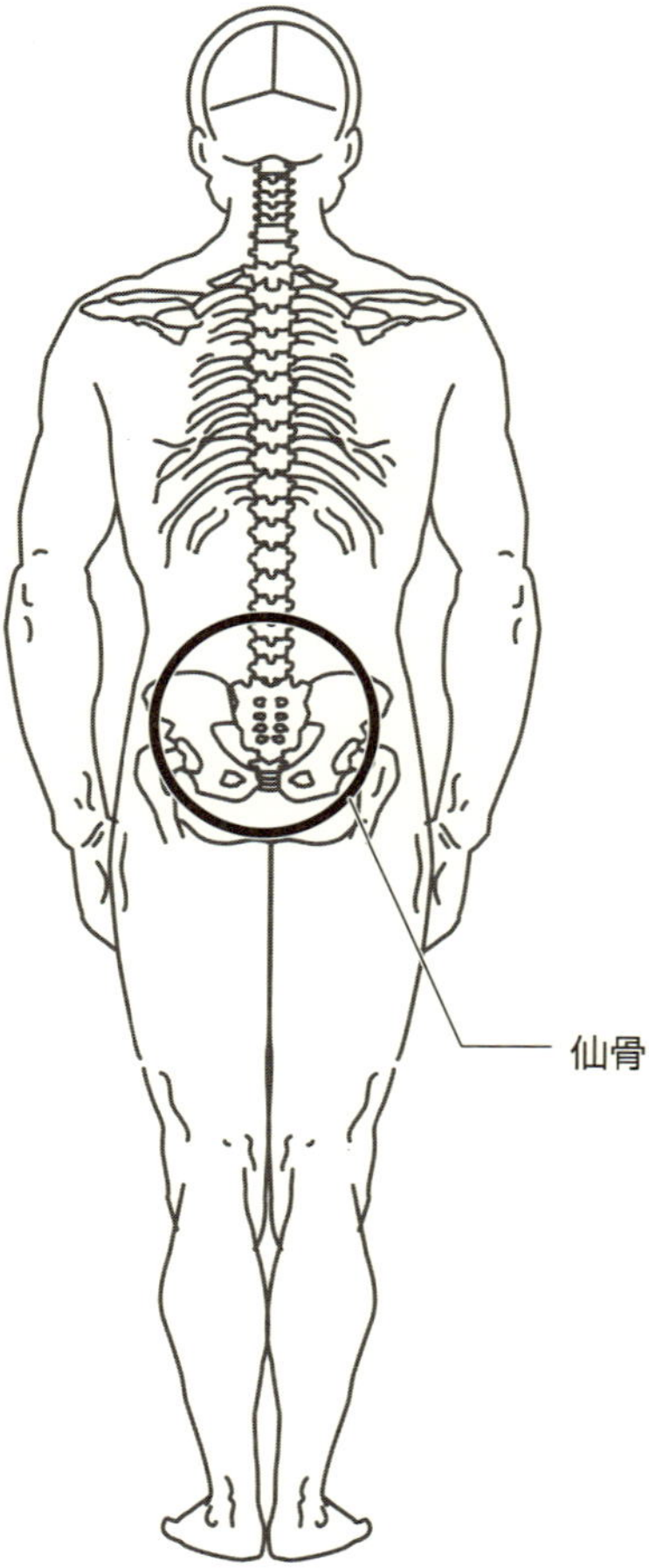

▲人体の中心にある「仙骨」

の働きが鈍くなって、病気になったり、あそこが痛い、ここが痛いといっては病院に駆けこむことになってしまいます。マイナスのエネルギーを身体に溜めこまないためにおこなうのが、この自然治癒力アップ体操です。

とってもかんたんで、どなたでもできますから、毎日三分間、自然治癒力を高めて、マイナスのエネルギーを身体から取り去りましょう。

では、自分の身体にそなわっている自然治癒力を、実際に体操によって引き出していきましょう。

身体全体を使って、自然治癒力の源である「仙骨」と共鳴させていきます。

ちなみに、「仙骨」というのは、おへその下約十センチくらいのところにある、生命エネルギーを司っている部位のことで、東洋医学で「丹田《たんでん》」ともよばれる場所にあります。

①

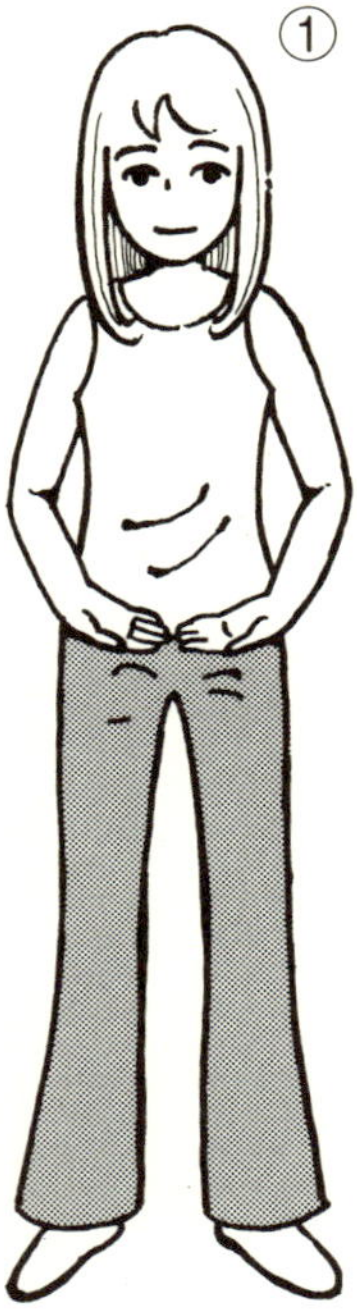

❶ 足を肩幅に開き、両手をへその前に出して指先をつける。息を吸いながらゆっくりと両手を頭の上へ。息を吐きながらゆっくりと元の位置にもどす。これを3回くりかえす。

②

③

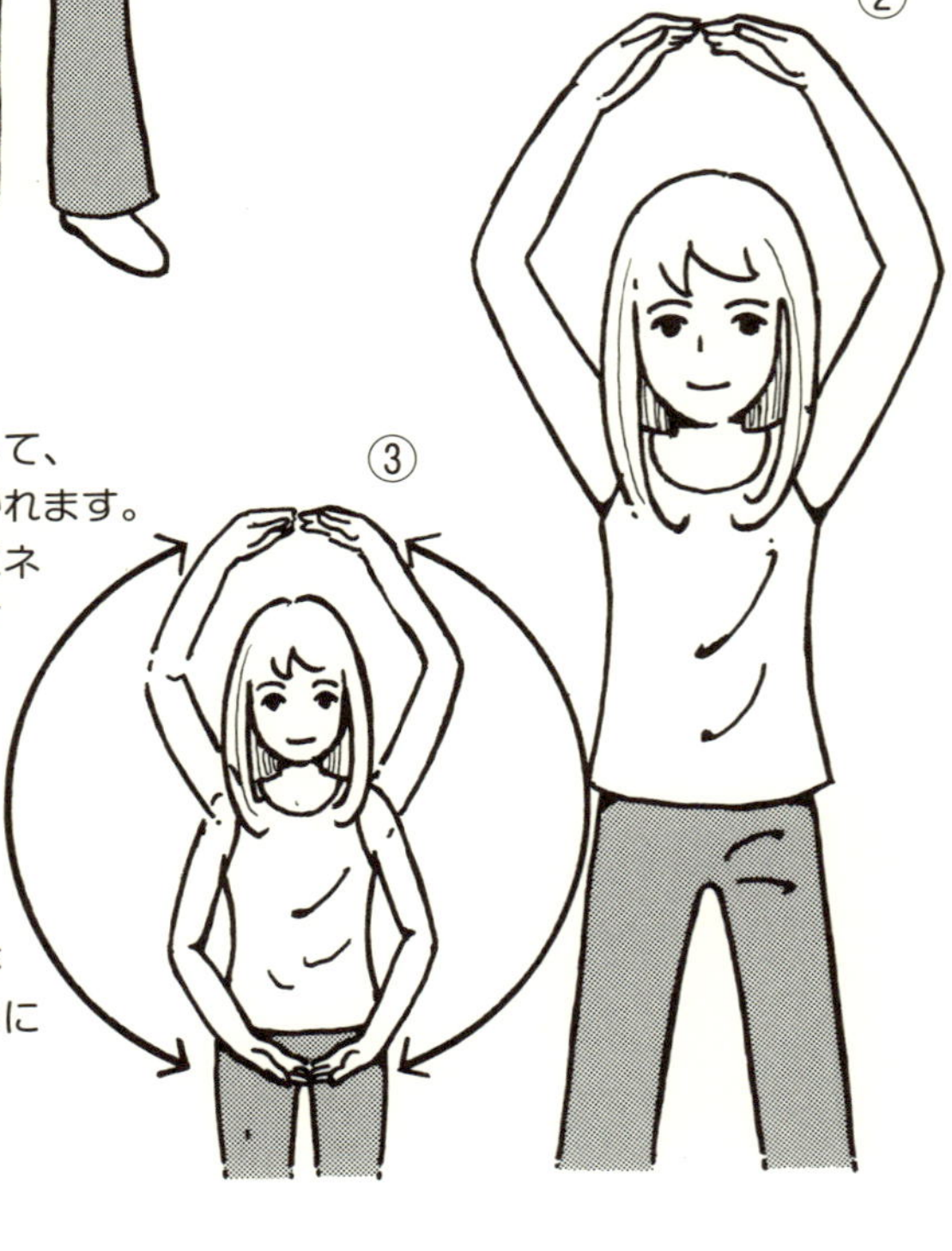

※この動きによって、自然と輪が描かれます。仙骨は調和のエネルギーを受信するところなので、調和のエネルギーと共鳴させるための場をつくるため、身体全体で円を描くようにします。

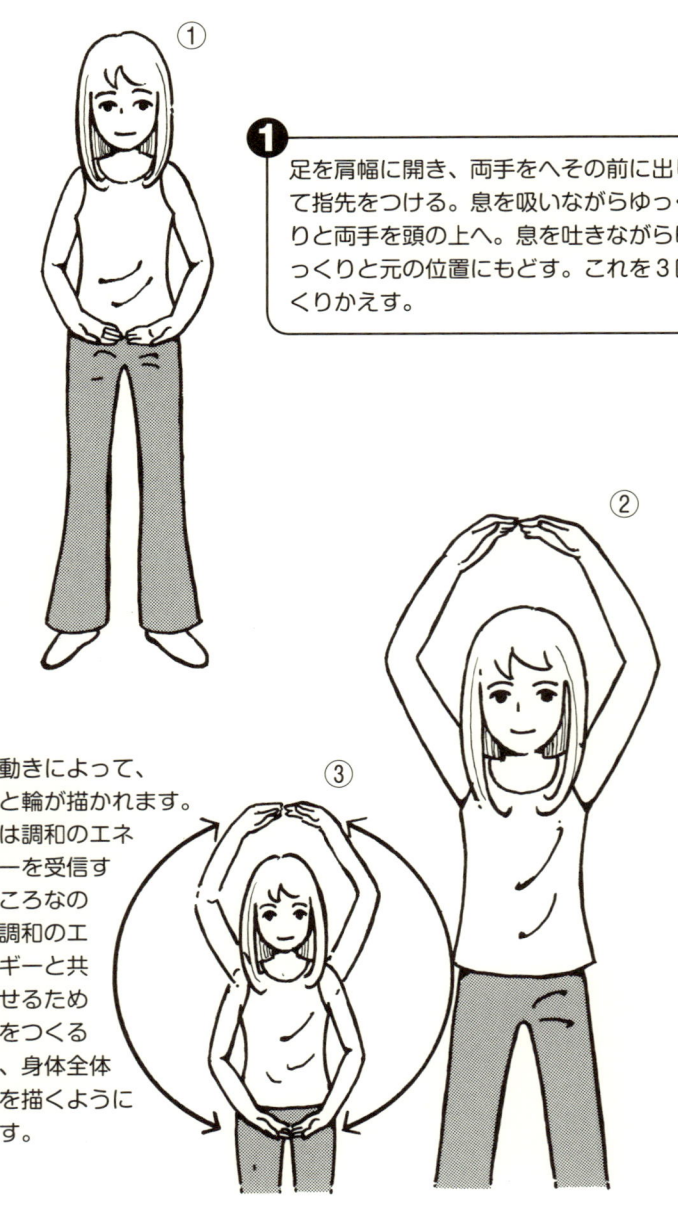

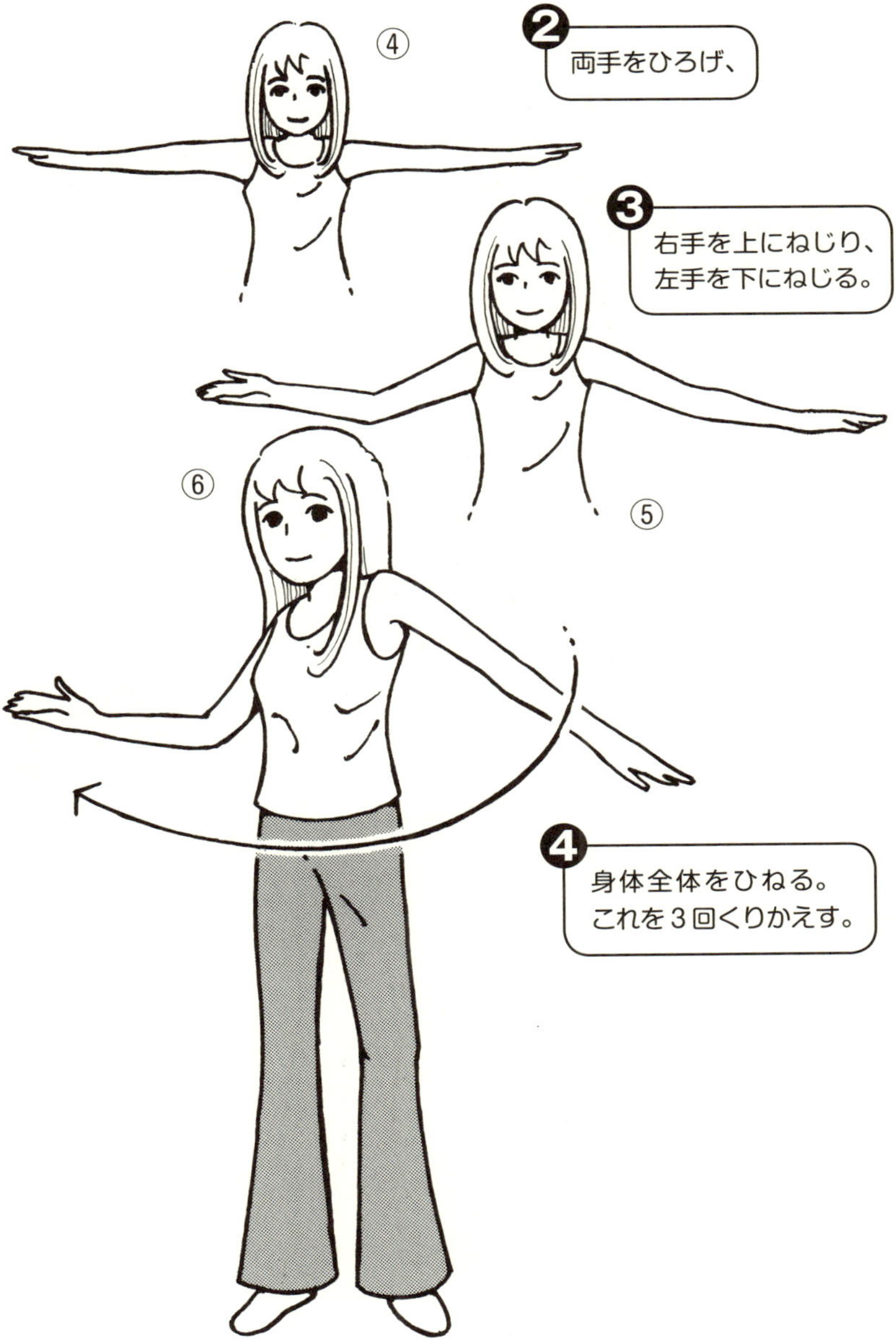
④
❷ 両手をひろげ、
❸ 右手を上にねじり、
左手を下にねじる。
⑤
⑥
❹ 身体全体をひねる。
これを３回くりかえす。

⑦

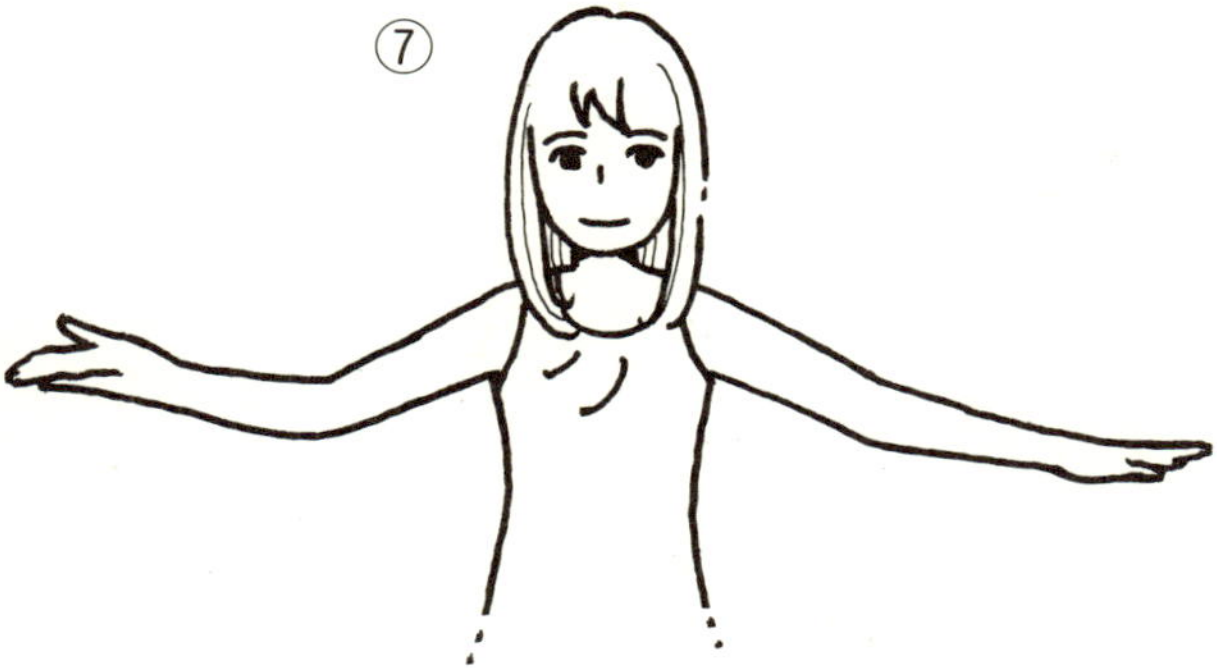

⑧

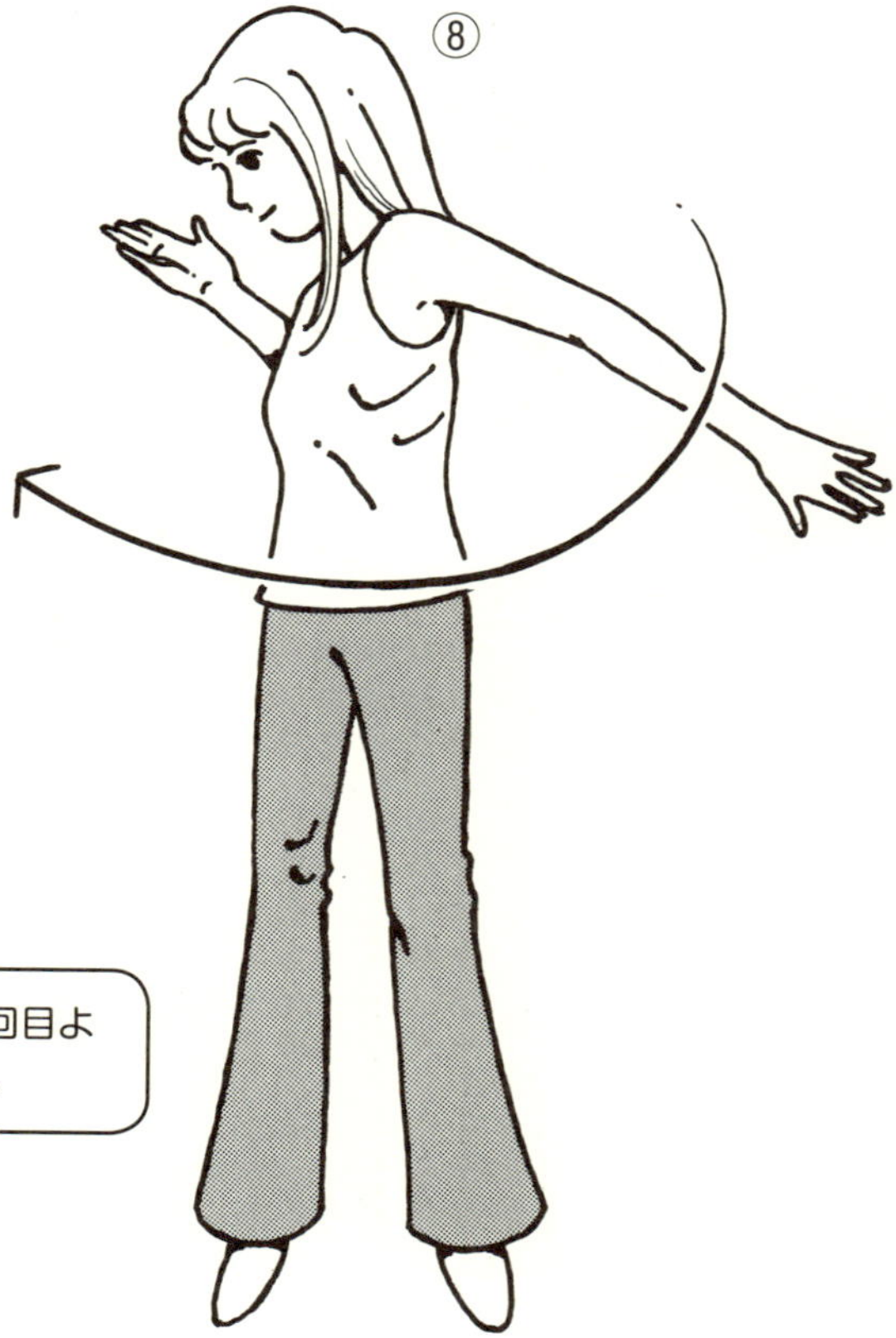

5

2回目は、1回目より深くひねる。

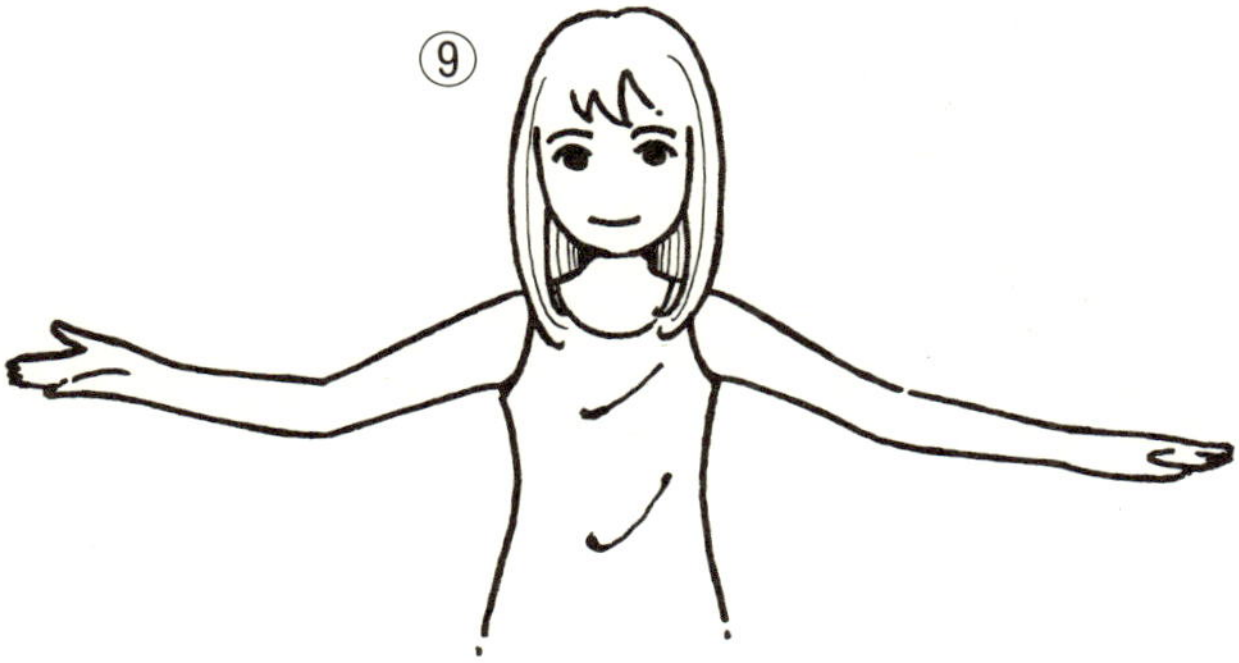

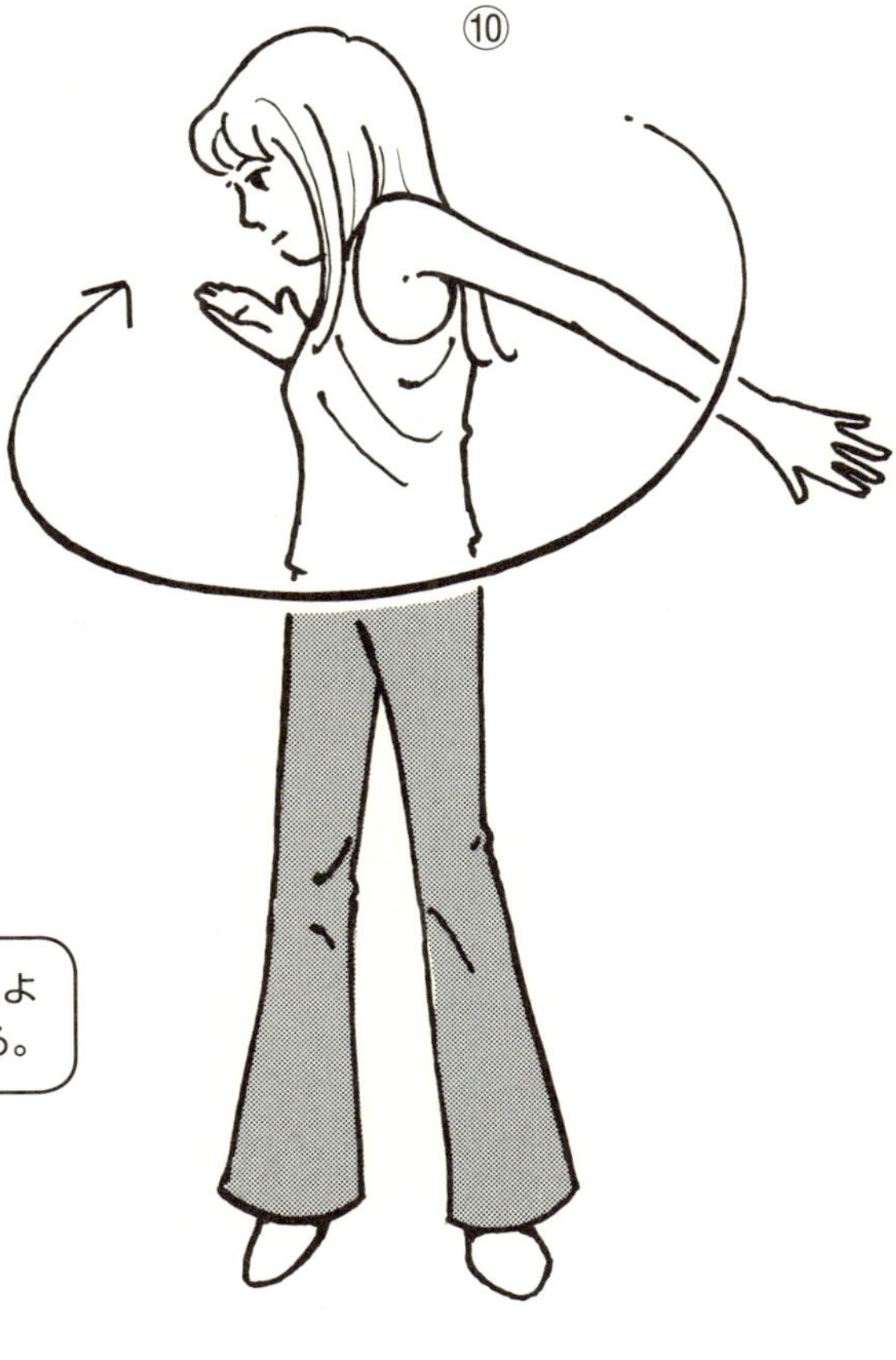

❻
3回目は、2回目よりさらに深くひねる。

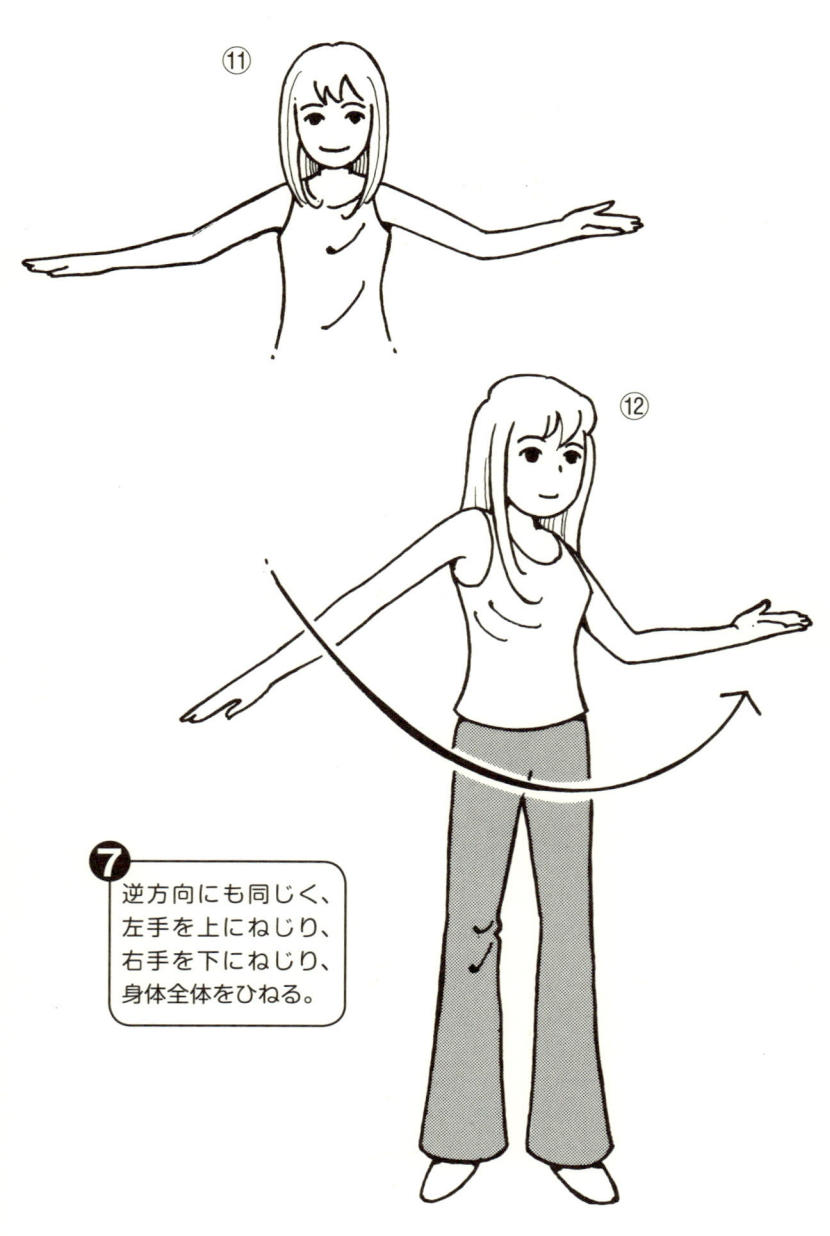

⑪

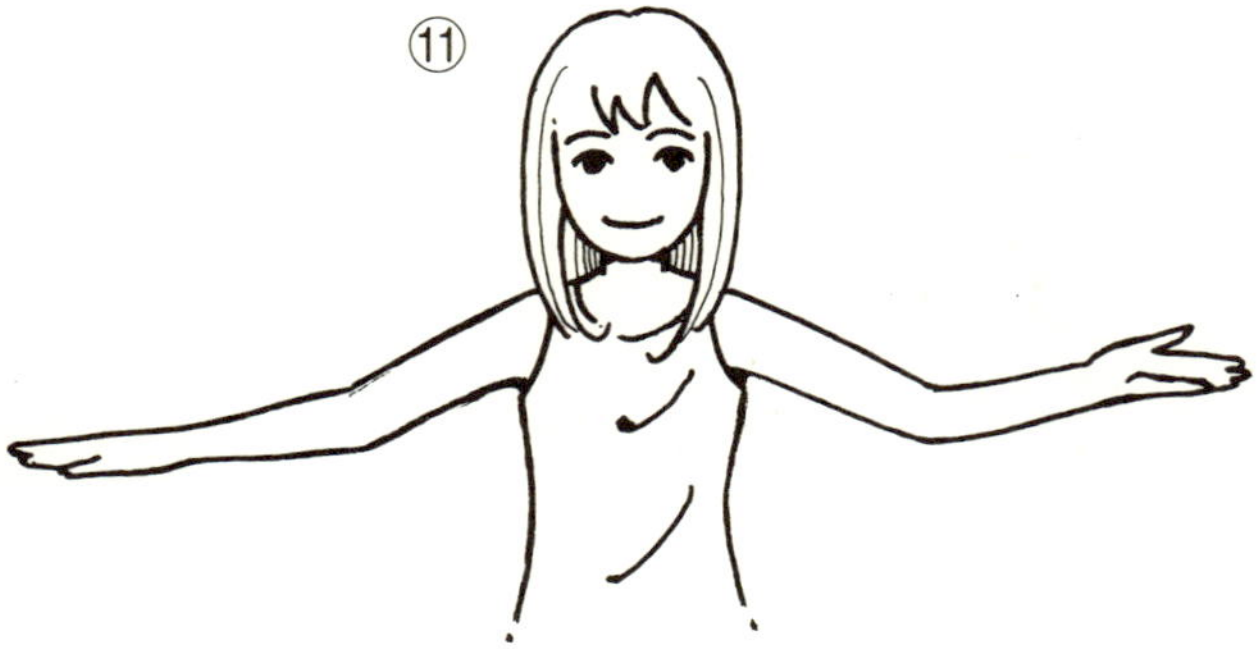

⑫

7

逆方向にも同じく、
左手を上にねじり、
右手を下にねじり、
身体全体をひねる。

⑬

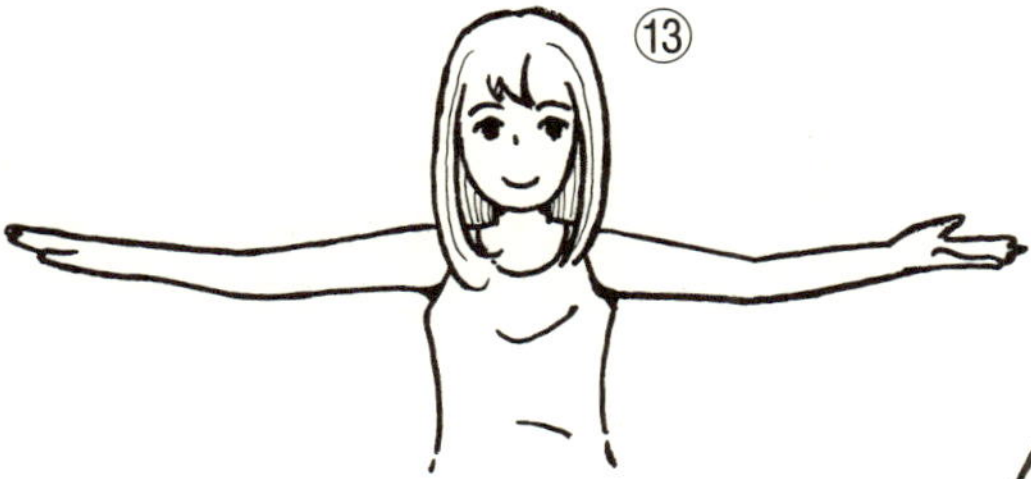

8 じょじょに深く
ひねるようにする。

⑭

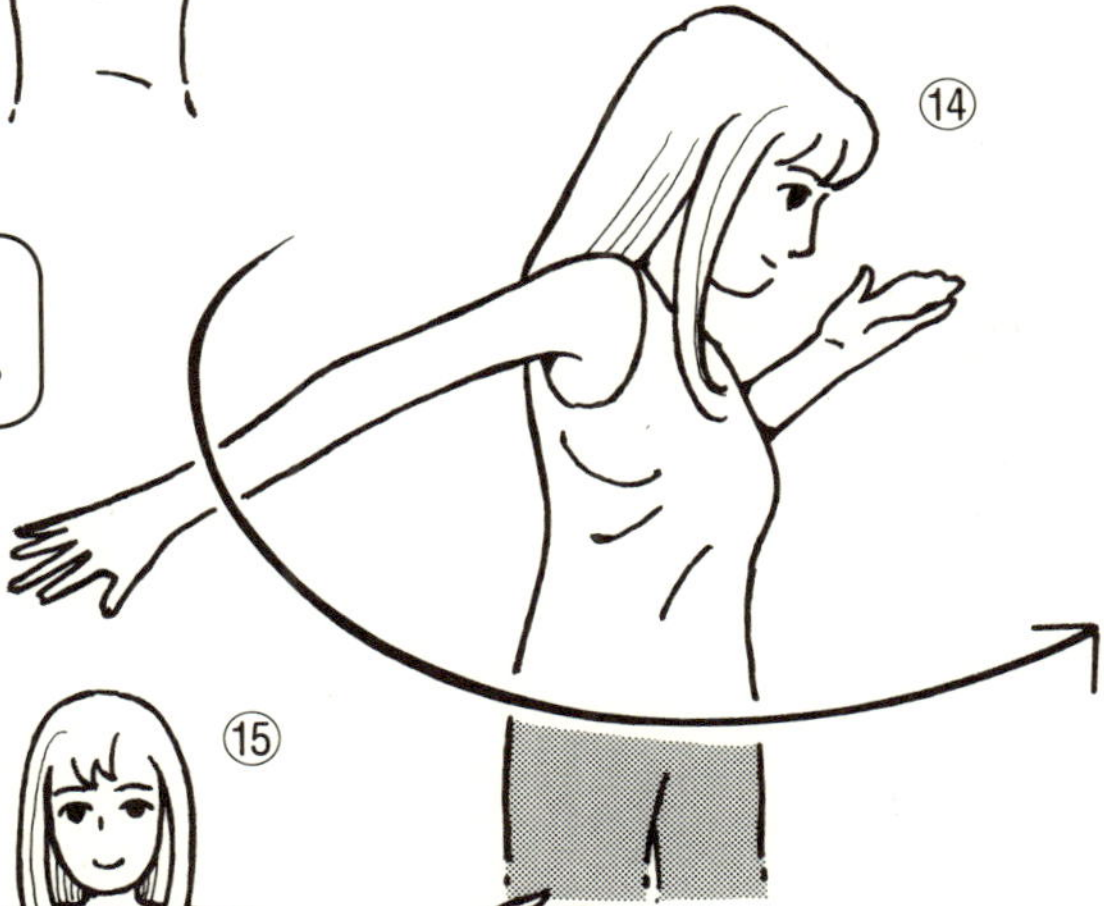

⑮

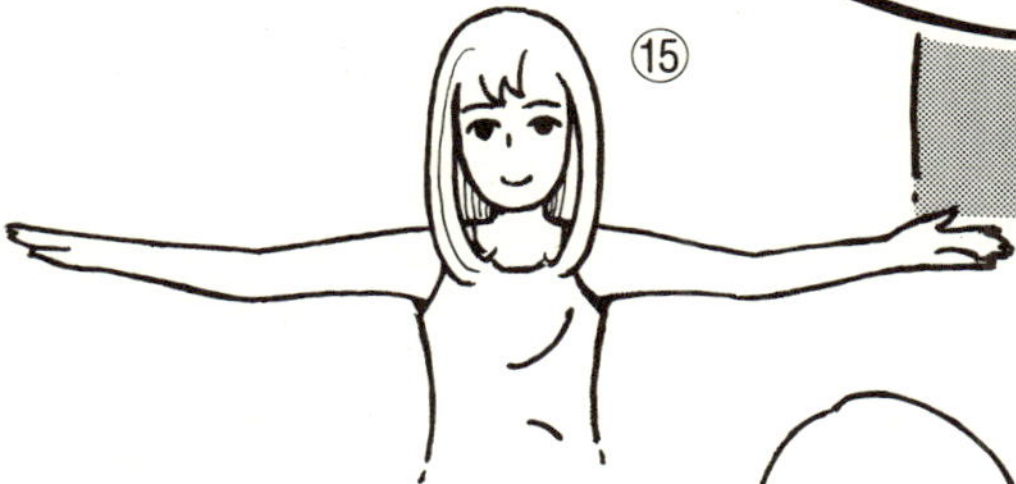

⑯

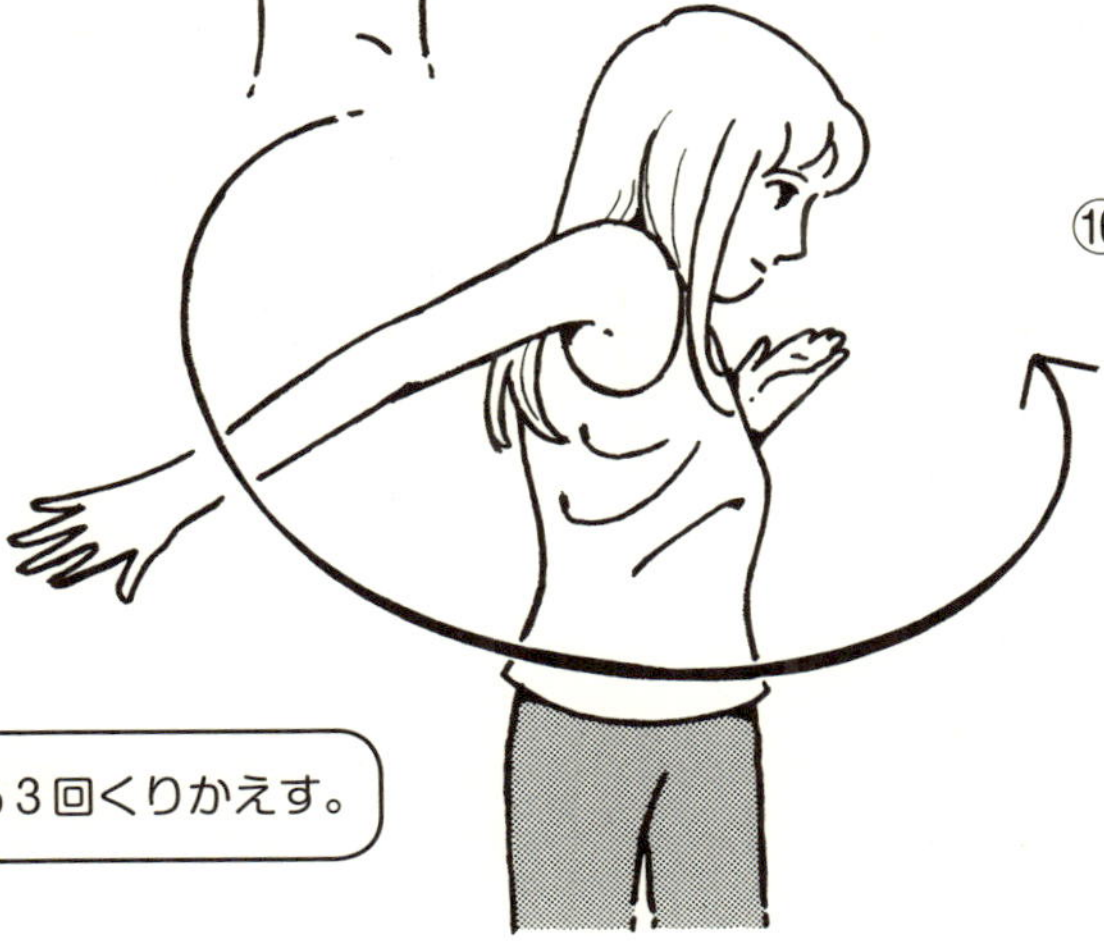

9 これも3回くりかえす。

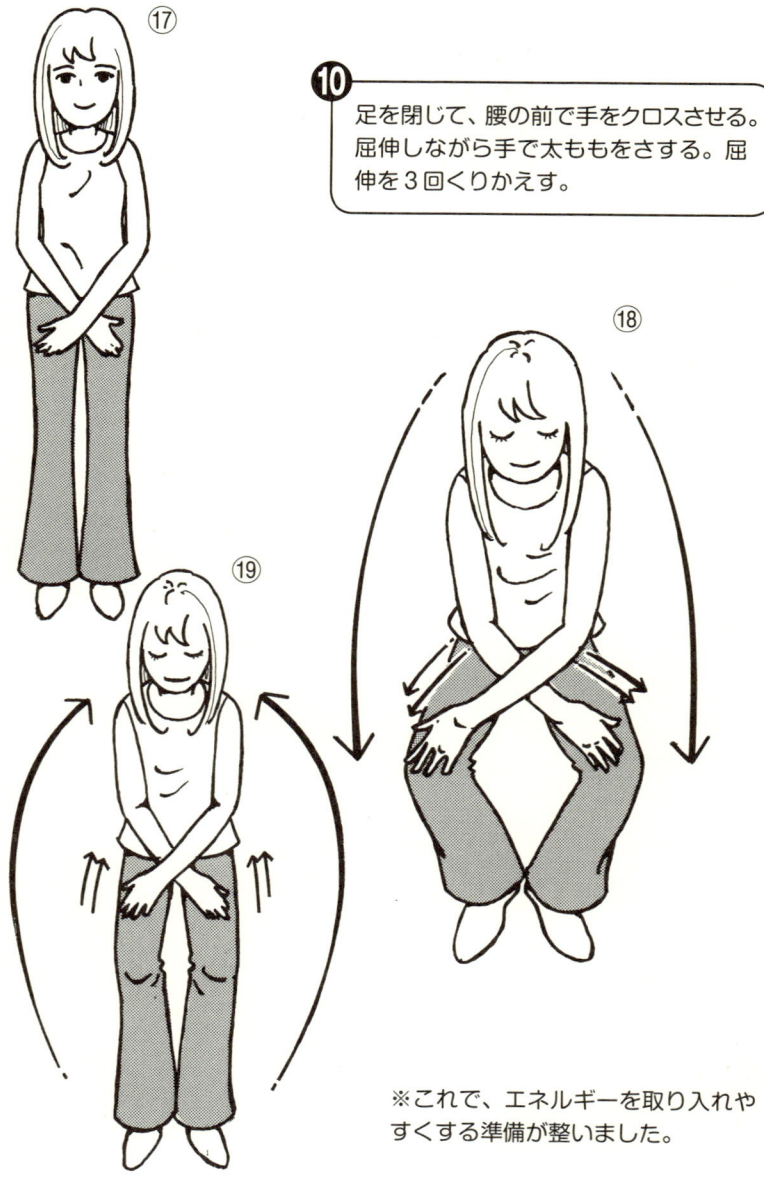

⑰

❿ 足を閉じて、腰の前で手をクロスさせる。屈伸しながら手で太ももをさする。屈伸を３回くりかえす。

⑱

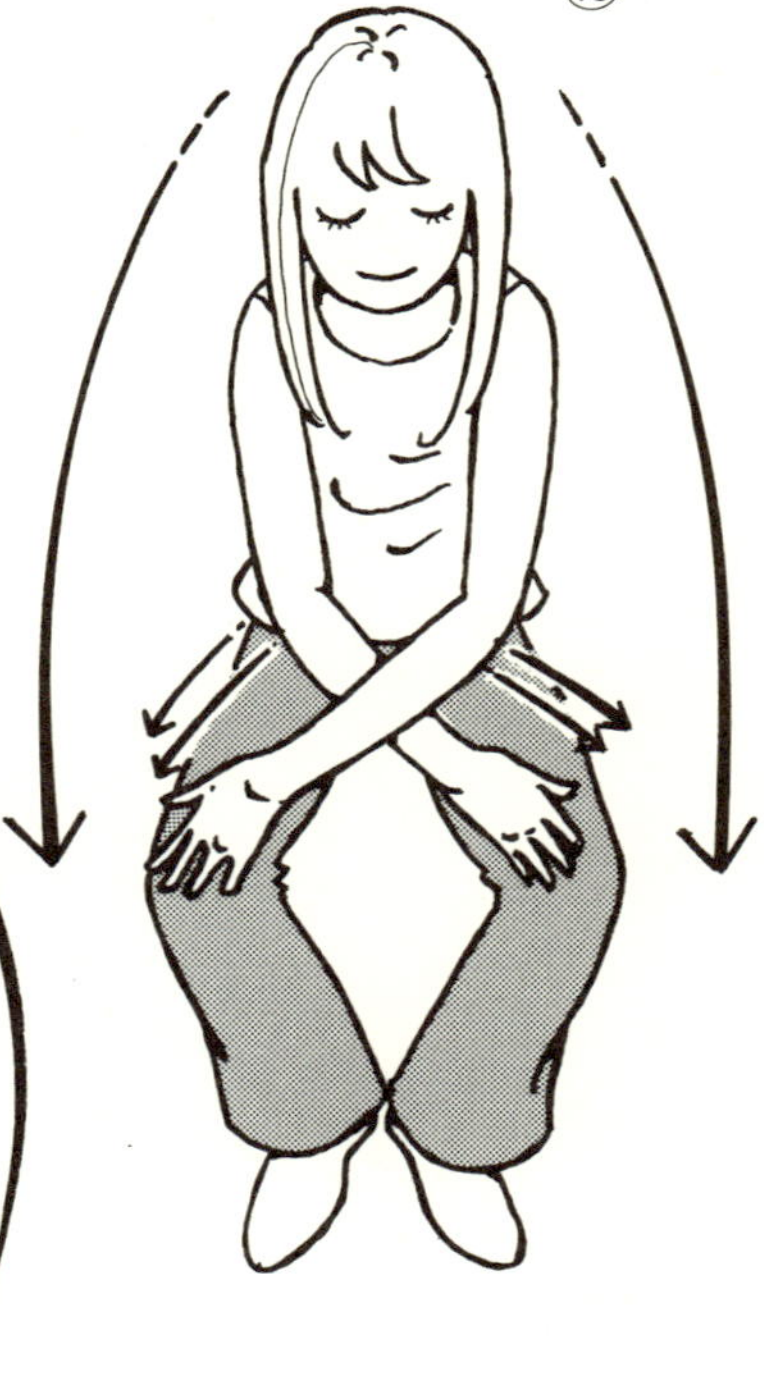

⑲

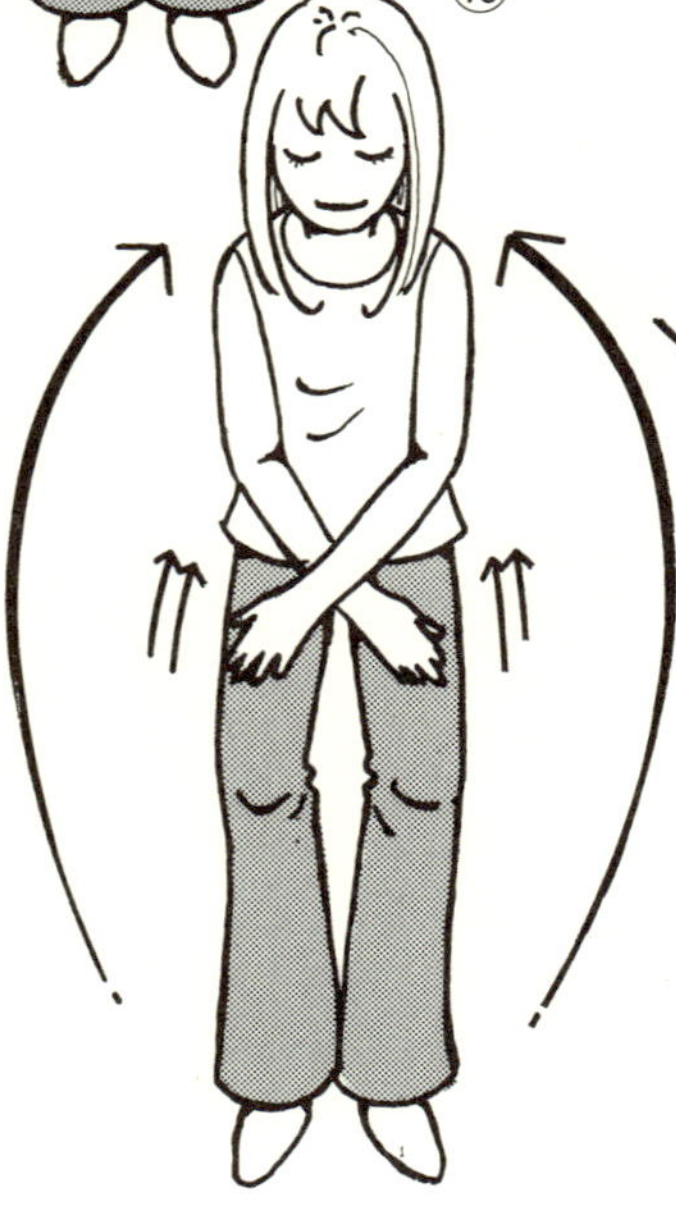

※これで、エネルギーを取り入れやすくする準備が整いました。

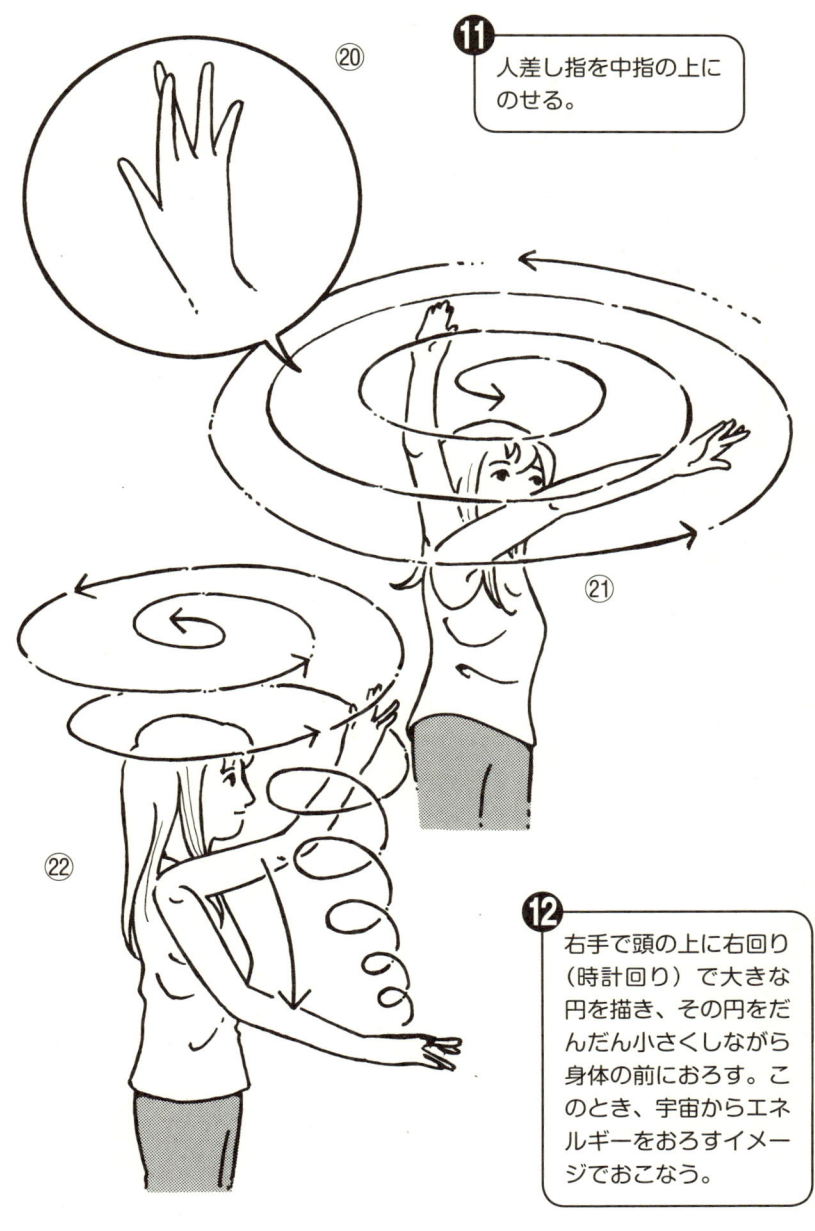

⑪ 人差し指を中指の上にのせる。

⑳

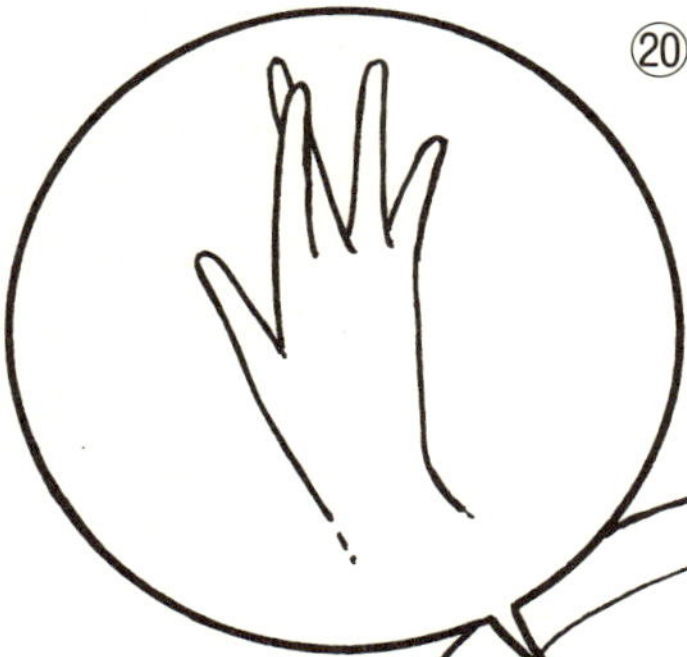

㉑

㉒

⑫ 右手で頭の上に右回り（時計回り）で大きな円を描き、その円をだんだん小さくしながら身体の前におろす。このとき、宇宙からエネルギーをおろすイメージでおこなう。

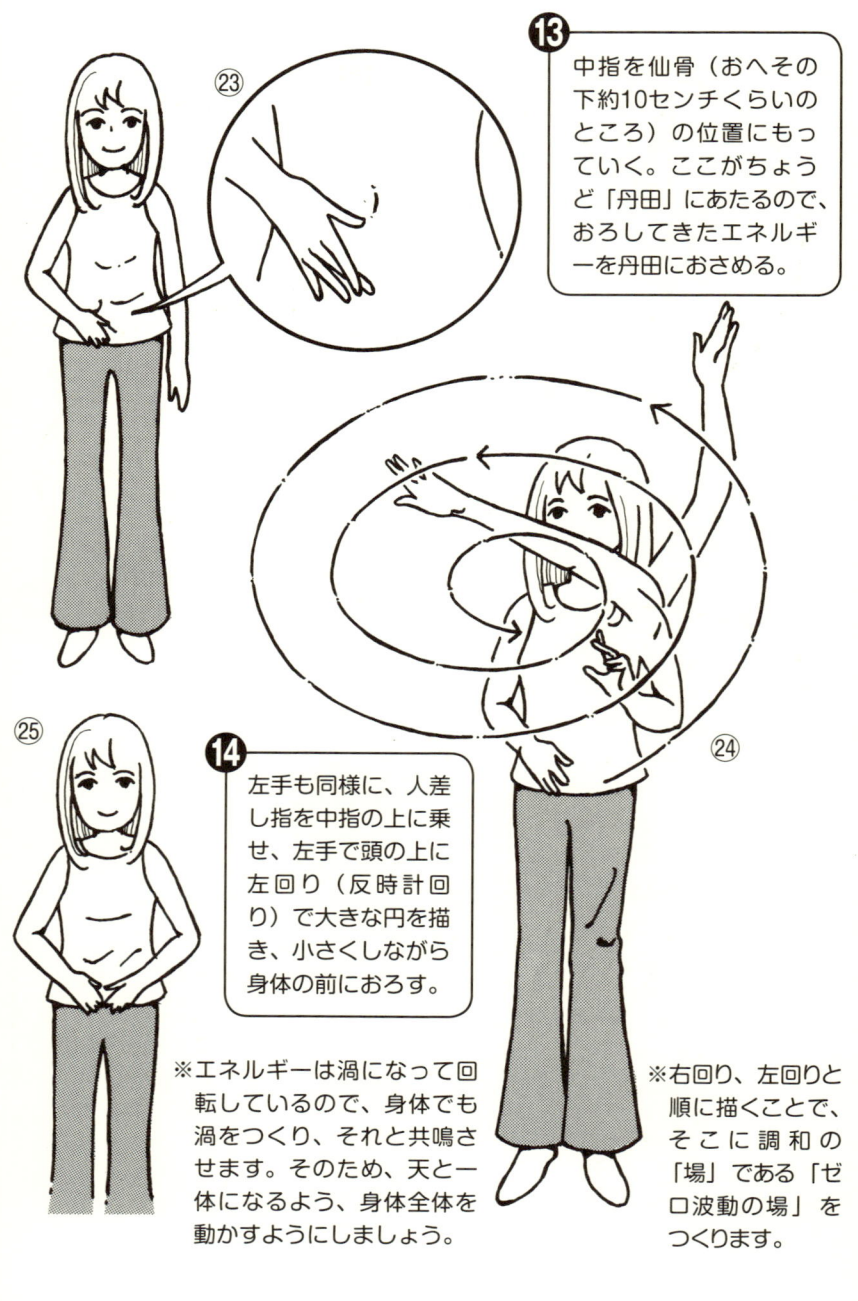

㉓

13

中指を仙骨（おへその下約10センチくらいのところ）の位置にもっていく。ここがちょうど「丹田」にあたるので、おろしてきたエネルギーを丹田におさめる。

㉔

14

左手も同様に、人差し指を中指の上に乗せ、左手で頭の上に左回り（反時計回り）で大きな円を描き、小さくしながら身体の前におろす。

※右回り、左回りと順に描くことで、そこに調和の「場」である「ゼロ波動の場」をつくります。

㉕

※エネルギーは渦になって回転しているので、身体でも渦をつくり、それと共鳴させます。そのため、天と一体になるよう、身体全体を動かすようにしましょう。

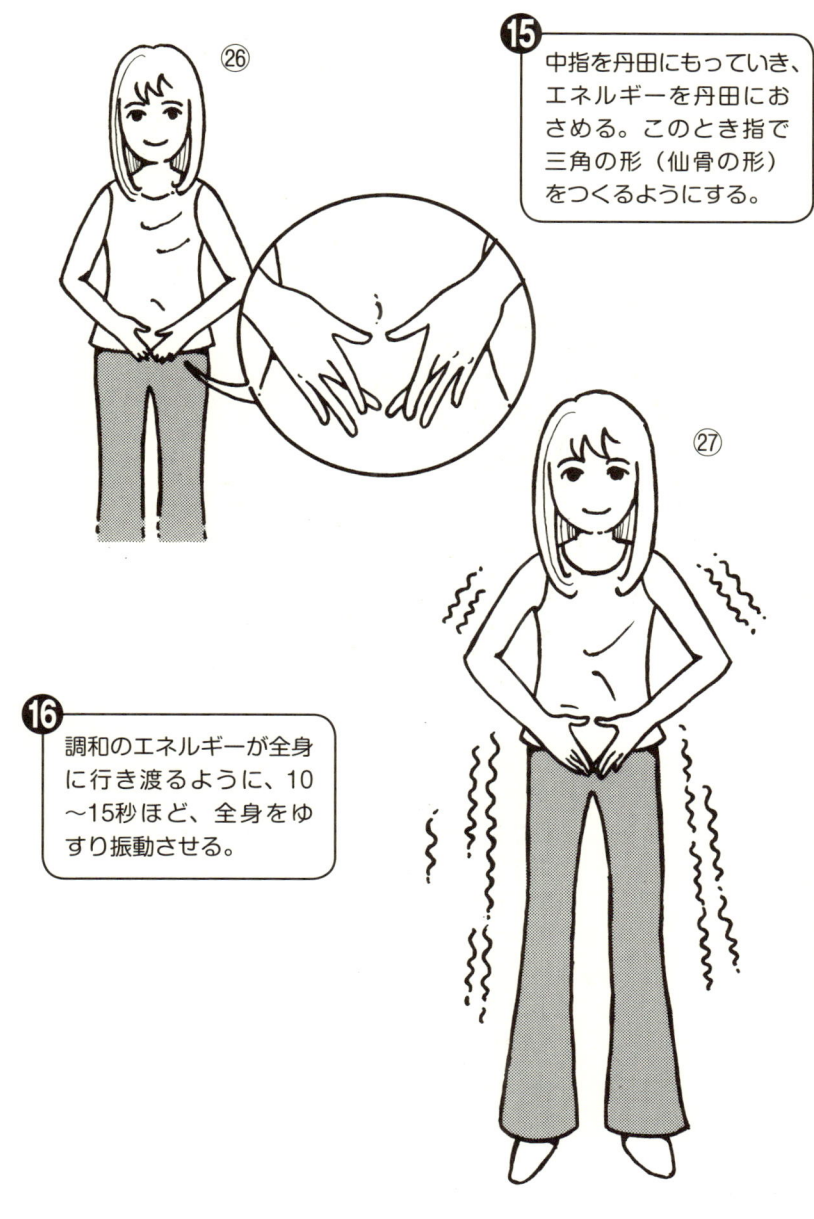

㉖

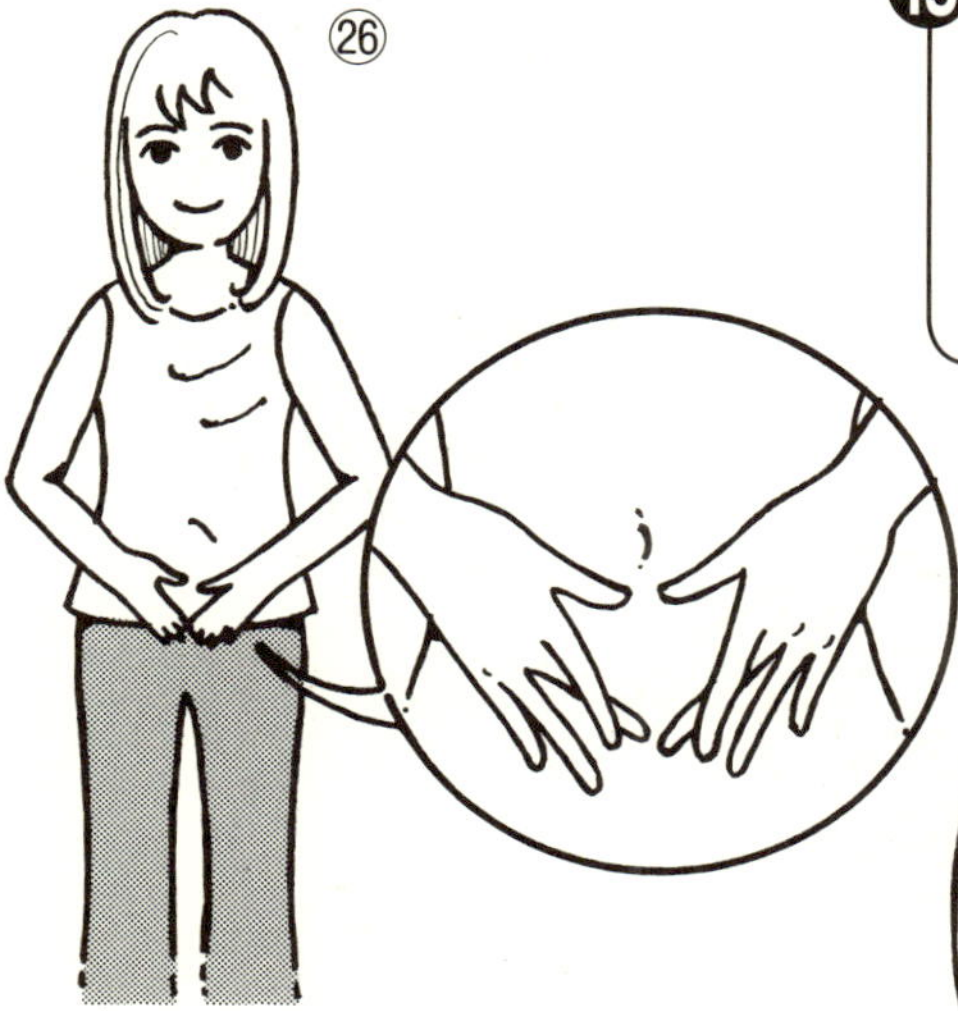

⓯ 中指を丹田にもっていき、エネルギーを丹田におさめる。このとき指で三角の形（仙骨の形）をつくるようにする。

㉗

⓰ 調和のエネルギーが全身に行き渡るように、10〜15秒ほど、全身をゆすり振動させる。

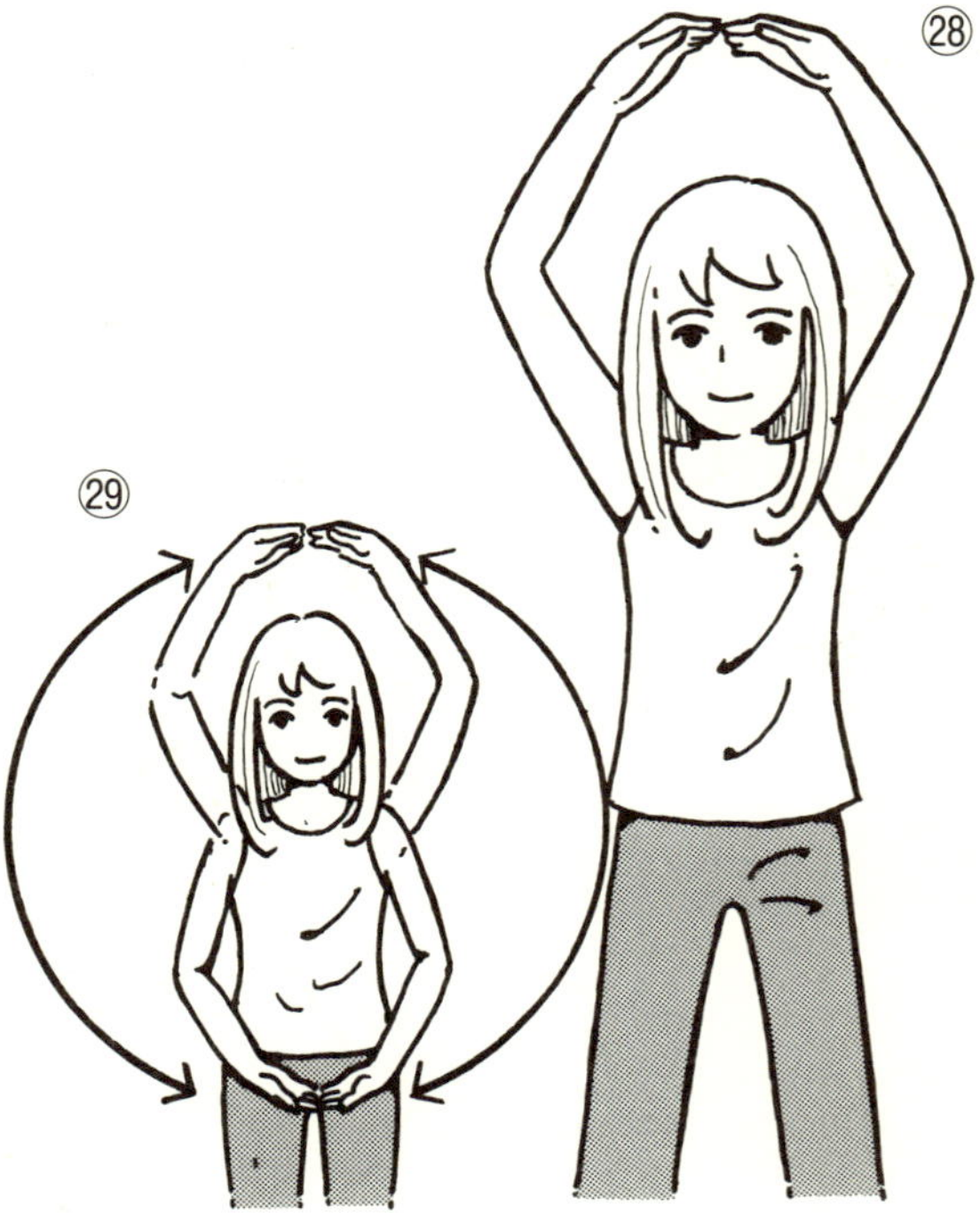

⓱

足を肩幅に開き、両手をおへその前に出して指先をつける。息を吸いながら両手を頭の上へ。息を吐きながら元の位置にもどす。これを３回くりかえす。

※最初と同じ動きですが、ていねいにおこない、身体と精神を呼吸で整えます。大きく呼吸しましょう。

さて、体操を終えてみてどうでしょうか。そのままではあまり実感がわかないかもしれませんね。

そこで、まず首を回してみてください。体操をする前と比べてどうですか、軽くなっていますか？

次に、圧痛点を押してみてください。痛みが消えていますか？

首が少しでも軽くなり、痛みが消えているなら、それは自然治癒力がアップしたということです。身体が良い方向にむかったことがわかります。骨格が正常な位置にもどり、そのまわりの細胞、筋肉、神経の機能が高まった証拠です。

こうしてご自身で体感したことに、確信をもってください。自分自身に、これほどまでにすばらしい力が宿っていたのだと自覚してください。そうやって、今まで無意識に使われていた機能……自分の自然治癒力を自覚し、目覚めさせていきましょう。

自然治癒力はつねに働き、身体をめぐっています。今までマイナスエネルギーに阻害されて満足に発揮できなかったその力を、この体操で目覚めさせ、本来の働きを取りもどすのです。

元気な人は、いつも身体が軽いものです。逆に、風邪などの病気にかかると、身体が重いし、首を回しても重いですよね。

現代は、毎日毎日、身体の働きも、骨格も歪めるような生活をしなければならない世のなかです。ストレスでも身体は歪みますし、食べものでも歪みます。生活習慣でも歪んでしまいます。これらの歪みが、身体の機能を低下させてしまうのです。

その歪みを身体に溜めこまないためにも、一日一回、自然治癒力アップ体操をおこなって、身体の歪みをリセットしていきましょう。

第三章　生き方の寺子屋

ところで、私は僧侶として毎月、寺子屋を開講しています。「寺子屋」というのは、ご存じのように江戸時代の学校のことで、当時、学校はお寺にあって、そこで「読み・書き・そろばん」を教えていたんですね。

その「寺子屋」を復活させようというのが私の試みなのですが、ただし、ここでは「読み・書き・そろばん」を教えるわけではありません。

私の場合は、魂の高めかた、死後の世界、徳の積みかたなどを説いて、みなさんに自立していただくことを目的としています。

生きているあいだ、これらのことを実践すれば、この世を終えたときに迷わないですむ、というのが「お坊さん」としての本来の役目だからです。

では、その勉強会や寺子屋でいつもお話ししている内容をかいつまんでご紹介しましょう。

みなさんが生きていくうえで、いくらかでも糧になればうれしく思います。

身体と対話しよう

身体はすべてを知っています。過去、現在、未来をも知っている、いわば「神さま」なんですね。

誰に頼まれなくても、身体に溜まった毒素を浄化したり、それを症状としてあらわしたり、性格の修正や因縁の浄化、魂の向上をしたりします。身体は完全にできているのです。

みなさんは、そんな自分の身体と、どれだけ対話していますか。

自分の身体は一生使っていくもので、とり換えることができません。車にたとえると、「一生、買い換えのできない車」を買ったのと同じです。もし、あなたがそのような車を買ったらどうするでしょう。やっぱり、きちんとメンテナンスをすることでしょう。傷をつけないように、大事にしますよね。

まず、「自分の身体は、自分の身体であって、自分の身体ではない」と知ること、これが大切です。身体は神さまからの「借りもの」なのです。

身体に無理をさせる人、粗末にする人、大事にしない人は、「身体が借りものである」という意識をもっていません。人生を百年とすると、なにもかえりみない荒っぽい使いかたをしたら、身体があらかじめあたえられた寿命までもたないのはあたりまえですね。

でも、肉体が神さまからの借りものであることをきちんとわかっていれば、自然に肉体に対する見かたも変わってきます。それが、身体との対話なのです。

身体と闘わず、感謝する

「一円を大事にするものは、一円に救われる」

という言葉がありますが、身体に関しても同じことがいえます。身体は二十四時間働いてくれています。文句を言われながらも、痛めつけられながらも、自分を守り、働いてくれています。それは「愛」そのものです。

多くの人は、身体が自分にしてくれていることを忘れ、身体に文句を言い、無理をさせます。そして、病気になったら反省もせずに、「痛い」「苦しい」「病気はいやだ。早く治したい」と言って、安易に薬で治そうとします。

ですが、そんなに都合よく治るはずもありません。ほとんどの薬には副作用があり、そのため副作用にも苦しむはめになってしまいます。

身体の叫びや声を、もっと聞いてあげましょう。身体を大事にし、身体が一生懸命働いてくれていることを知り、「ありがとう」と、毎朝、少しずつでも感謝しましょう。

すると、身体はもっと力を出して自分を守ってくれます。また、いい医師、いい治療家に会わせてくれたりするようにもなります。

このように考えかたを変えると、「人間には二人の自分がいる」ということがわかりますね。すなわち、頭で考えて行動する自分と、心臓や血液、そのほかの器官を精密に動かしている自分です。

二元対立という言葉がありますが、これは、勝負、闘争、滅びの世界を意味します。とりわけ、いま病気で苦しんでいる方は、「二人の自分」をきちんと理解しないかぎり、永遠に身体と闘い続ける二元対立の世界に生き続けることになってしまいます。

身体に感謝して、自分の意識を変えましょう。

まずは、朝起きたときの目覚めに感謝——そして、自分の完全性を宣言します。

「私は完全なる健康体である」

自分がそうと認め、はっきりと宣言することで、身体はそのように働いてくれるのです。これは真理であり、法則なのです。

短所を直すより長所を伸ばす

私は、施術するときに、その人の悪いところや症状を、わざわざ言ったりしません。ただただ、自然治癒力のすばらしい働きを引き出していくだけです。

この世は、自分がそうと認めたものが存在する世界ですから、短所を認めるより、長所を認めていくことがたいせつです。そうすることで、相手の苦しみを光によって浄化し、波動を高める手助けができるのです。

これは、子供の教育と同じです。子供を教えようとするときは、短所ばかり責めてもだめですよね。長所をほめて教えれば、子供は、その長所をどんどん伸ばしていけます。

私の役割も同じです。症状（短所）を認めて消そうとするのではなくて、自然治癒力（長所）を認めて伸ばしていくのです。そうすれば、自然に短所（症状）はなくなっていきます。

意識が身体に影響をおよぼす

次に、「自分の意識の大切さ」について考えてみましょう。

病気と闘っている人のなかには、「自分が病人だ」と自覚してベッドに横になり、寝巻きを着てすごすうちに、どんどん病状が悪化してしまう人がいます。反対に、入院していてもいつもおしゃれをしている人は、元気になる傾向があります。これは、意識が身体に影響するからなんですね。もちろん、絶対に安静にしなくてはいけないときに無理をしてしまう場合もあるので、これはケースバイケースと考え、注意しなくてはいけません。

とはいえ、意識が身体に影響を及ぼす重要性は知っておきたいものです。日常生活においても、バカなふりをしてバカになりきれば、おのずとバカになるものです。

エステに行って顔をきれいにしようと思う人は、自分の思うとおりにきれいになっていきます。きれいになる人は、自分の顔を鏡で見てほめています。自分の顔を好きになる人です。内面から出てくる意識が、顔のバランスを整え、きれいにしていくのです。

意識は、使いかたをまちがえると、不幸にもなるし、幸せにもなるということですね。

自分を磨く最大の出来事は、病気なのかもしれません。いくらこの世で苦しんだとしても、その苦しみは何年、何十年間ですみますが、死後の世界は果てしなく永遠に長いのですから、病気を恐れず理解していきましょう。

お金と意識

世のなかはお金を中心に動いています。

お金がたくさんある人が偉く、ない人は惨めに見られたりします。他人に怨念をいだかせたり、仕事にも影響をあたえるでしょう。お金で人間関係が悪くなり、殺人にまで発展することもあります。

いまや人間性はお金で量《はか》られ、お金は人間より高い存在になってしまったかのような印象さえあります。現代は、お金があればなんだってできる世のなかかもしれません。

でも、よくいわれることですが、お金をもってあの世にはいけないんですね。あの世、つまり死後の世界にもっていけるのは、「この世で何をしたか」という経験だけです。

お金の価値が自分の身体の価値より高くなってしまった人を、たびたび見かけます。お金を大事にするあまり、肉体のケアをおろそかにしてしまう人です。その結果、病気になり、かえってたくさんのお金を使うはめになってしまいます。

お金に罪はありません。使う人の意識により、魔物にも天使にもなります。だからこそ、「お金に使われる人間」になってはいけない。「お金を使う人間」

にならなくては、人間の尊厳が失われてしまいます。

「この世に存在するものは、人間の意識を高めるためのものである」ということを、ぜひ知っておいてください。そうしないと、物によって動かされ、お金によって自分の生きかたが左右されてしまいます。

たくさんの出来事には必ず意味があるのだ、自分を成長させるための出来事なのだ、としてとらえていけば、必ずや永遠の幸福を得られるでしょう。

ストレス・感情の乱れが、病気をつくる

現代はストレス社会ともよばれます。

「ストレスにさらされるのは当然だ」と言う人もいますが、これはとんでもないことです。病気の人は、とくにストレスを放っておいてはいけません。ストレスを感じることにより、身体エネ

ルギーが滞ってくるからです。

人間のエネルギーは、螺旋《らせん》状に流れています。この流れが滞ると、細胞のバランスが悪くなり、治癒力が弱まります。

怒り、悲しみなどの感情の乱れとストレスは、螺旋状に流れる人間のエネルギーの流れを激しく阻害《そがい》し、流れを滞らせます。それが、免疫をはじめとする自然治癒力を弱らせるのです。

自然治癒力が弱まれば、たえず人体に入ってきている病原菌が、これ幸いとばかりに分裂をくりかえして勢いを増し、宿主である人間を病気にしてしまいます。

出発点をたどってみれば、怒り、悲しみが病気をつくったのです。

このことは、じつは日本では古くから言われてきました。昔の人は、ストレスや免疫などの知識はなかったものの、病気の本質についてはよくわかっていたようです。

病気は肉体からのメッセージ

病気はその人自身の、自然や宇宙法則軌道に外れた身体的、精神的歪みによって起こります。身体は微妙な磁気バランスの上に成り立っています。正常であれば、磁気はプラスとマイナス（＋と－）で、おたがいを引きつけながら調和しています。

ひとたび、身体的、精神的な歪みが生じると、微妙な磁気は不調和を起こします。細胞はマイナスとマイナス（－と－）になり、バランスを崩して固まってしまいます。それは痛みとなり、自分自身に警告を発するのです。

そのとき、「ああ、警告を受けた」と、身体的、精神的な歪みがどこにあるかを探し、歪みを正せば大事には至りませんが、大半の人はその声に耳を傾けようとしません。

病気は、「人生において、自分の考えかたを振り返りなさい」という、肉体からのメッセージです。

ですが、たいていの人は、痛みが軽いうちは放っておき、症状が重くなってからあわてて病院に行ったり、薬を服用したりして、原因になった歪みがどこにあるかを探そうとしません。

その結果、歪みは正されないまま、病気の真の原因がそのままになっています。原因があれば結果が出るのは当然のこと、病気はふたたびくりかえされてしまいます。

痛みの箇所は、磁気バランスから見ると、マイナスとマイナスで反発しあっていて、硬く、不調和状態になっています。

でも、心配はいりません。細胞はもどる位置を知っています。

自然治癒力さえ引き出せば、不調和（－と－）から調和（＋と－）の方向に身体が自然と動き、痛みが消えます。不調和から調和に変わった部分は、柔らかくなります。身体が強く、健康になるとともに、精神も自然に変わっていくでしょう。

病気をだれかのせいにしない

霊能者に、こんなことを言われた経験はありませんか。

「ご先祖様のなかに迷っている人がいるから、あなたは今、このような状況になっているんですよ」

そう言われるとそうかもしれない……などと、思いあたるふしがある人は、信じこんで言われたとおりにしてしまうことがあります。

だまされてはいけません。

また、これを病気にすりかえて、こんなことも言われます。

「あなたの過去世において、食生活が悪かったから、今、このような状況になっているんです」

これも、なんとなく思いあたるふしがあるような気がして、信じこんでしまうと、言われたとおりのサプリメントを服用してしまいます。

因縁めいた話でだまされ、開運グッズや健康食品などを買わされ、また、ちがうものにだまされるのです。

たしかに、心霊がつくる病気はあります。しかし、だからといって、何かのグッズを買ったりするような対抗策をとる必要はまったくありません。

そもそも、だまされる原因はなんだと思いますか。それは、自分がうまくいかないのを「何かのせいにしよう」とする心理にあるのです。

自分に降りかかっている悪いことを、全部先祖や食べもののせいにして、先祖と闘い、食べものと闘ってしまう。あるいは、自分の肉体と闘ってしまう。つまり、そもそもの出発点がまちがっているんですね。

まず、先祖ですが、

「いま自分が生きているのは、先祖がいるおかげだ」

という感謝から出発しましょう。感謝をとおして、自分が光り輝き、真理に目覚めていくこと――それが自分の成長であって、結果的に数多くの先祖が救われることにもなります。自分も先祖も救われて、まさに一石二鳥なんですね。

病気の方は、こう思ってください。

「肉体がバランスを取るために病気になっている。肉体は味方である。生かすために病気という症状が出ているのだ。まずは、いま生きていることに感謝しよう」

こう考えれば、意識の方向性が変わり、手段も変わってきます。肉体は味方ですから、いっしょになって自然治癒力という機能を高め、病気を治していけばいいのです。身体は自分に悪いことはしない、という強い信念でいれば、肉体の自分と頭で考える自分がひとつとなって生きていけます。そうなれば、苦しみは少なく、病気の治りも早くなるでしょう。とらえかたによって、方向性も人生も自在に変わります。

心霊がつくる病気もある

人間には、「前世」つまり、過去世があります。その過去世から現在までの誤った考えの蓄積を、仏教では「業《ごう》」とよんでいます。自分の業が表面にあらわれたとき、また祖先の悪因縁の影響を受けたとき、不幸になったり病気になったりするのです。

僧侶は光を放ち、その光は業の闇を照らします。慰霊の力があり、御魂《みたま》の手助けとなるものです。本来、僧侶とはそのような存在なのですが、いまは「葬式ビジネスマン」に成り下がっている僧侶が多いようで、残念でなりません。

話がそれてしまいましたが、過去世の自分の業、先祖の悪因縁の影響に対しては、特に霊媒体質の人は気をつけなければなりません。敏感な人、感受性が強い人、霊感が強い人は、霊媒体質をもつ人です。人の想い、感情が直感的にわかりますから、知らず知らずのうちに人の想いの影響を受けてしまいます。

その結果、たえず、肩こり、頭痛、腰痛、腹痛に悩まされることになります。それらの感情の波を蓄積し続けると、取り返しのつかない病気になるケースが多いのも事実です。

また、霊媒体質でなくても、「場」の悪いところ（お墓、自殺の名所、因縁のある土地など）に行くと、未浄化のさまよっている魂がとり憑いて、心の病にかかったり、原因不明の病気にかかったりする場合があります。

以上のようなケースは、前章でご紹介した自然治癒力アップ体操を続けていけば解消されていきます。もともともっているエネルギーが内から引き出され、強い体質になり、回転ゴマのように邪気をはねのけていきます。お風呂に入って汚れを洗い流していくように、目に見えない汚れを洗い流すのです。宇宙エネルギーと体内エネルギーを合致させるので、その結果、身体はとても軽くなります。

善に捕《と》らわれれば悪となる

タバコを吸い、お酒を飲み、ときには食べすぎたりしている人でも、元気な人はたくさんいます。それとは逆に、食べものにこだわり、健康食品をたくさん摂っているにもかかわらず、元気がなく、不健康になっている人もいます。

これはいったい、どういうことなのでしょう。かつては私も、そのことに人生の矛盾や皮肉を感じたりもしましたが、いまとなれば、このしくみもよくわかります。

「善に捕《と》らわれれば悪となる」という言葉があります。これは、たとえ善いことであっても、それに捕らわれすぎると悪になる、という意味です。どんなによい食べものでも、それに捕らわれると生命の働きが不活発になり、代謝能力を悪くさせるのです。

何につけ、捕らわれやすいのは、性格的な原因が強いといえます。いくら理屈では「捕らわれるのはよくない」とわかっていても、なかなか捕らわれから自由になれません。捕らわれの多い人は、性格を変えて柔軟な視野をもつことが大切です。

捕らわれる性質も含めて、長年、身体に対して無理強いした結果、代謝が悪くなるという症例が多くあります。前にも述べたように、いつも身体との対話を心がけてほしいものです。

健康食品への過剰な期待は、欲望でしかない

いま、さまざまな健康食品が巷《ちまた》にあふれています。その健康食品は本当にあなたにあったものでしょうか。

健康食品も、製品によっては、あなたの身体が拒否しているかもしれません。そもそも、いい健康食品とは何でしょうか。自分の生命力をアップさせるため

に食べるもののはずです。

こんな方がいました。

病院で検査をしてみると「異常なし」と言われたものの、毎日、身体がだるくてしかたがないのです。聞いてみると、月二十万円もかかる健康食品を摂っていると言います。

「この健康食品はガンもよくなると言われたので、飲んでいます」

「それで、いま、ガンなのですか?」

「いいえ、ちがいます。ガンになりたくないから、飲んでいるんです」

私は、医師にその方の血液細胞分析を依頼しました。すると、血液は不健康で、ドロドロしていました。その分析結果を見て驚いたその方が健康食品をやめると、とたんに身体も元気になったのです。

いくら、まわりが「いいものだ」とすすめても、身体が拒否しているならかえって身体にマイナスになる、という例です。

人は、病気への恐怖、病気になりたくないという思いから、病気にならないようにサプリメントを飲みます。これは欲望です。ガンを小さくしよう、ガンを消そうという意識。健康になろう、長生きしようという意識。これらも、すべて欲望です。そこには病気と闘うという強い意識があります。これは、人間を超えた大いなるものの法則に反しているため、思いどおりにはなりません。

元気でいたい、病気を治したいと思うなら、まず身体の声を聞きましょう。そして思いを病気から離して、自然治癒力に目を向けましょう。無理をせず、身体に感謝し、日々の食事を質素に、感謝して食べる。適度な運動をして、物事をポジティブに考え、自分の好きなことをやる。それでも病気になったなら、自然治癒力を引き出し、高め、身体を癒しましょう。

サプリメントを飲んでいる方は、一度ぜひ、血液細胞分析でご自分の健康状態を確かめてみてください。血液細胞分析をすれば、モニターをとおして自分の目で確かめられます。血液細胞分析法の大切さについては、第四章でくわしく書いていますので、ぜひそちらをお読みください。

食事で注意すべきこと

「○○健康法」というものが流行すると、その食品がとたんにスーパーの陳列棚から消えていく現象が起きます。

世のなかにはさまざまな食事健康法があり、どのやり方も納得できる、意味のあるものです。しかしながら、私は食事健康法をすすめていません。いくらその食事健康法がすぐれたものであっても、それに捕らわれすぎる弊害が目につくからです。

ひとつのものに捕らわれてしまうと、生命は生き生きとしなくなり、栄養の吸収率が悪くなります。インスタント食品は控えめにする、暴飲暴食を避けるなど、常識的なことさえ守れば、あとは何でもおいしく、感謝して食べればいいのです。それだけで、生命が生き生きとし、自然治癒力が引き出されます。

食事健康法に捕らわれない心がけとともに、気をつけなければならないのは、私たちが日々身体のなかにさまざまな毒素を摂り入れているという点です。毒素といっても、ヒ素などの毒ではなく、食品添加物や防腐剤、農薬などのことです。

これらは、体内に入ったあとすぐに排出されれば問題はないのですが、どうしても身体のなかに少しずつ残ってしまいます。それが溜まることで、身体本来の機能が阻害され、徐々に低下して、ついにはバランスを崩してしまいます。その結果、病気になるわけです。別の見かたをすれば、毒素が沈殿した肉体は病気をつくってバランスをとろうとするのです。

自然治癒力アップ体操を続けると、身体本来の機能が目覚めるので、いま自分の身体が何を欲しているか、直感的にわかるようになります。

それでも、なかには、身体が何を欲しているかわかりにくい、という方もいらっしゃるかもしれません。そのような場合は、田舎のお年寄りを見習うとよいでしょう。簡素、少食を心がけてください。そして、自然のもの、旬のものを食べるようにしましょう。

だれにもできる、かんたん健康法

①粗食で旬のものを、腹八分

生命を生かす。自然治癒力を高める。それが、私の食事指導の基本です。粗食を心がけ、旬のものを腹八分目に、おいしくいただく。食べたくないものを無理して食べる必要はありません。無理をすれば、消化吸収を悪くしてしまうだけで、生命の働きを弱め、生命を生かすこと、自然治癒力を強めることに反する行為になってしまいます。

②水を二リットル以上飲む

肉体の七十％~八十％近くは水でできています。よい水を、一日に最低二リットル飲用することをすすめています。たとえ汚い用水路であっても、きれいな水を毎日たくさん流してあげれば、やがてきれいな水になりますね。人間の身体も、それと同じだといっていいでしょう。

水に関する本もたくさん出ていて、いまは水療法を専門とする病院まであります。よい水の飲用がどれほど大切か、ということですね。

③毎日、呼吸法、イメージ瞑想をする

人間は息を吐いて生まれ、息を吸って死んでいきます。つまり、赤ちゃんはオギャーと産声をあげて誕生し、年老いたら息を引き取り、死んでいく。呼吸とはじつに不思議なものであり、未知の領域のようにも思えます。

私は、鼻で吸って、口からゆっくり、ゆっくりと吐く、腹式呼吸をすすめています。このとき、とくにイメージを描くことを大切にしています。

吸うときには、大地から無限のエネルギーが体内に入りこみ、身体を駆けめぐるイメージを描きます。吐くときは、全身の毛穴から黒い毒素がどんどん出ていくイメージを描きましょう。

呼吸法はなるべく樹木や植物の近くでおこない、無理をせず、自分のできる

範囲内でやってください。一日や二日で効果が上がるものではないので、気長に続けることが大切です。まさしく、「継続は力なり」です。

瞑想にもイメージが大きな働きをします。ヒーリングミュージックを聴きながら、一日に一回、病巣が治っていくさま、健康になった自分の姿をイメージすれば、自然治癒力が高まり、病気を癒してくれます。

④大自然と触れあう

静かに目を閉じて、自然との交流を楽しみましょう。

大地のエネルギー、動物のエネルギー、植物のエネルギー、新鮮な空気のエネルギー、山のエネルギー、海のエネルギーなど、ありとあらゆる生命エネルギーが無限に注ぎこまれていきます。

いままで聞こえてこなかった音を感じ、清々しい気もちになって、ほんとうの自分に還りましょう。大自然の偉大さを改めて感じれば、病気を治すためのヒントが得られるはずです。

睡眠時間は自分の身体に聞く

「八時間睡眠がよい」とか、「大人になれば六時間睡眠でじゅうぶんだ」とか、「寝すぎはよくない」など、よい睡眠時間のとりかたには諸説あります。

いったい何時間寝ればよいのかと、迷っておられる方も多いようですが、必要とする睡眠時間は人によって異なります。そのため、睡眠時間は自分の身体に聞くのがいちばんです。

年齢によって必要とする睡眠時間はちがいます。季節や疲労の度あい、その日の体調によってもちがいます。じつは、身体はそれらをきちんと理解しているのです。

ですから、どれくらい寝ればよいのかは、自分の身体に聞き、自然な形で寝て、自然な形で起きるようにすればよいのです。それを、何時間寝なければならない、と頭で考えて決めようとすると、バランスを崩してしまいます。

バランスを崩した肉体は、本来の機能にもどりにくくなります。もちろん、これも自然治癒力アップ体操を続けておこなううち、やがてもとにもどっていきます。

まちがったダイエットが身体をいじめる

肉体を動かさないと、細胞は働きにくくなります。食べものによりエネルギーを摂り入れ、運動によって発散させる。それを、上手に、無駄なく、無理なく、余らせることなく、くりかえしていきましょう。

発散するエネルギーが、摂り入れたエネルギーよりも少なくなると、次に発散するときのためにとっておこうとするので、脂肪などになって蓄積されます。それが重なれば、成人病になります。

十歳代と二十歳代、二十歳代と三十歳代、三十歳代と四十歳代とでは、生命を維持するのに必要な、最少のエネルギーである基礎代謝量が異なります。

基礎代謝量は、日本人の成人男子で一日千四百キロカロリー、成人女子では千二百キロカロリーくらいだと言われています。この基礎代謝量は加齢とともに減少していきます。

ですから、五十歳をすぎて二十歳のときと同じようなものを同じくらい食べていると、基礎代謝量は減っているわけですから、肥満となって成人病を誘発させるわけです。

基礎代謝量は、加齢以外にも、筋肉の減少などによっても減っていきます。

無理なダイエットで、脂肪のみならず、筋肉まで減らしてしまった人が痩せにくいのはそのためです。リバウンドが起きると筋肉はもどらず、脂肪だけがもとどおりになります。筋肉が減っているのに、体重がもとにもどっているなら、もとの身体よりも脂肪が増えていることを意味します。

浄波良法の観点から見ると、運動不足により、摂り入れたエネルギーが発散したエネルギーを上回り続けると、エネルギーが滞《とどこお》って、細胞のバランスが悪くなると考えられます。激しい運動は身体に負担をかけるだけなので、なるべく歩行やストレッチを心がけましょう。

肥満にはブヨブヨというイメージがあります。そのせいか、自分のお腹を押してみて硬さを実感して安心している人がいますが、これはとんでもないことです。しこりは塊です。塊は硬くなっていて、硬い所を押すと、圧痛点が発生しているのです。

マイナスの過去は変えられる

高校や大学を出た人には、就職という道筋が待っています。そのことに何の疑問ももたずに就職する人も多いはずです。

「この仕事をやりたいわけでもない。でも、就職しなければならないから」

そんな建前だけの意識で面接を受ける人もいます。

いずれにしても、とりあえず、という意識が多い気がしませんか。

ですから、仕事がつらかったり、人間関係がいやになったりすると、かんたんに辞めてしまう人も多くなるんですね。なかには、仕事を気楽にやって、あるいは割り切って働き、私生活で自分のやりたいことに集中する人もいます。

実家に住んでいる人は、家賃がかからないため、それほどお金がなくても暮らせるので、仕事から逃げて家に閉じこもる人もいます。

みんなが生活のために仕事をして、お金を稼いでいます。そのなかで、人間、いやなことを体験しない人はいません。それが積もり積もったとき、逃げたくなってしまうこともあるでしょう。

真面目な人は、そんなとき、逃げないで我慢したあげく、うつ病になってしまいやすいように思います。そういう人にとっては、勝手気ままに好きなことを言ってみんなに迷惑をかけている人がハツラツとしていて、なぜ自分がこんなに苦しむのかと、矛盾を感じることもあるでしょう。

いずれにしろ、この世のなかは、怒ったり、逃げたりしていたら損です。勝手気ままにやっている人に従わされるだけです。

では、どうすればいいでしょう。

かんたんです。ただ自分を見つめ、自分だけを相手にする習慣をつければよいのです。まずは、自分は人生の本を書き直しながら生きているのだ、と思ってください。

会社を辞めるにしても、自分にとってかっこいい辞めかたをすれば、逃げたことにはならないはずです。のちの人生にも必ずプラスに働きます。思い出したくない出来事があったとしたら、未来にむけてそれを活かせばいいだけです。そうすれば、過去の出来事は、役立った、いい過去になりますね。過去は変えることができるのです。

人生は失敗の積み重ねです。いやなこともあれば、矛盾もあります。だからこそ、うまくいかなければ自分の人生というストーリーをそのつど書き直していけばいいのです。

まちがったっていいじゃありませんか。失敗したっていいじゃありませんか。

命があれば……。

やるべきことから逃げた経験があれば、元気になったときに、逃げた過去とむきあってみればいいだけです。思い出したくない過去が、思い出したくなる過去になれば、過去が変わったのと同じです。そのあと、自分が自分を好きになれたら最高です。

この世界、生きたとしてもせいぜい百年。あの世はもっともっと長いのです。そう思えば、たいていのことはちっぽけなことです。

苦しみを乗り越えようとしている自分はすばらしいし、かっこいい存在ですよ。

第四章　寺子屋…生と死

～理想のホスピス建設～

僧侶として勤めていた当時、私は多くの方の死に立ち会い、命の尊さやはかなさを見てきました。そして、最期を迎え、天に還る魂を見送る葬儀自体が、お金もうけの商売になっている現実に虚しさも覚えました。

本来、僧侶は自ら光を放ち、亡くなった方が迷わないように、苦しまないように、手助けをして導いていく存在です。たんに形だけの儀式で死者を送るのではなく、厳粛で神聖な葬儀をする必要があると心の底から思ったのです。

真のお寺の役割とは、この世の肉体的な救いと、魂的な救いを教え、導くことです。そのために、目に見えない法則のことや、因縁の浄化の方法や、光を放つ方法を教えて、魂の永遠を自覚してもらうのです。

さらに、人間の寿命、すなわち、第一の寿命、第二の寿命、第三の定命まである寿命の、この第三の定命まで生きるためにサポートすること。神仏から与えられた自然治癒力を最大限に引き出して、苦しみ少なく、この世を完全燃焼して生きていくみなさんの人生を助けることです。

今も、僧侶として葬儀を引き受けることがあります。

そのとき、よく「先生のお寺はどこですか」と聞かれます。

私はいつも、「私にはお寺は必要ありません。葬儀では斎場を使うし、法事や月参りもご自宅でおこないますからね。もちろん、お寺があればなおいいと思いますが、それよりも、生きて死んでいくために必要とされる施設をつくりたくて……。そう思って二十年以上たちますが、目標にむけてがんばっているところです」と答えています。


私の今後のビジョンは、病院とお寺がひとつになった総合施設の創設です。

病気になったときには、お医者様が中心となって治療の方向性を示し、西洋医学、東洋医学、そのほかの代替療法のなかから、その方にふさわしい医療を柔軟に提供してくれます。

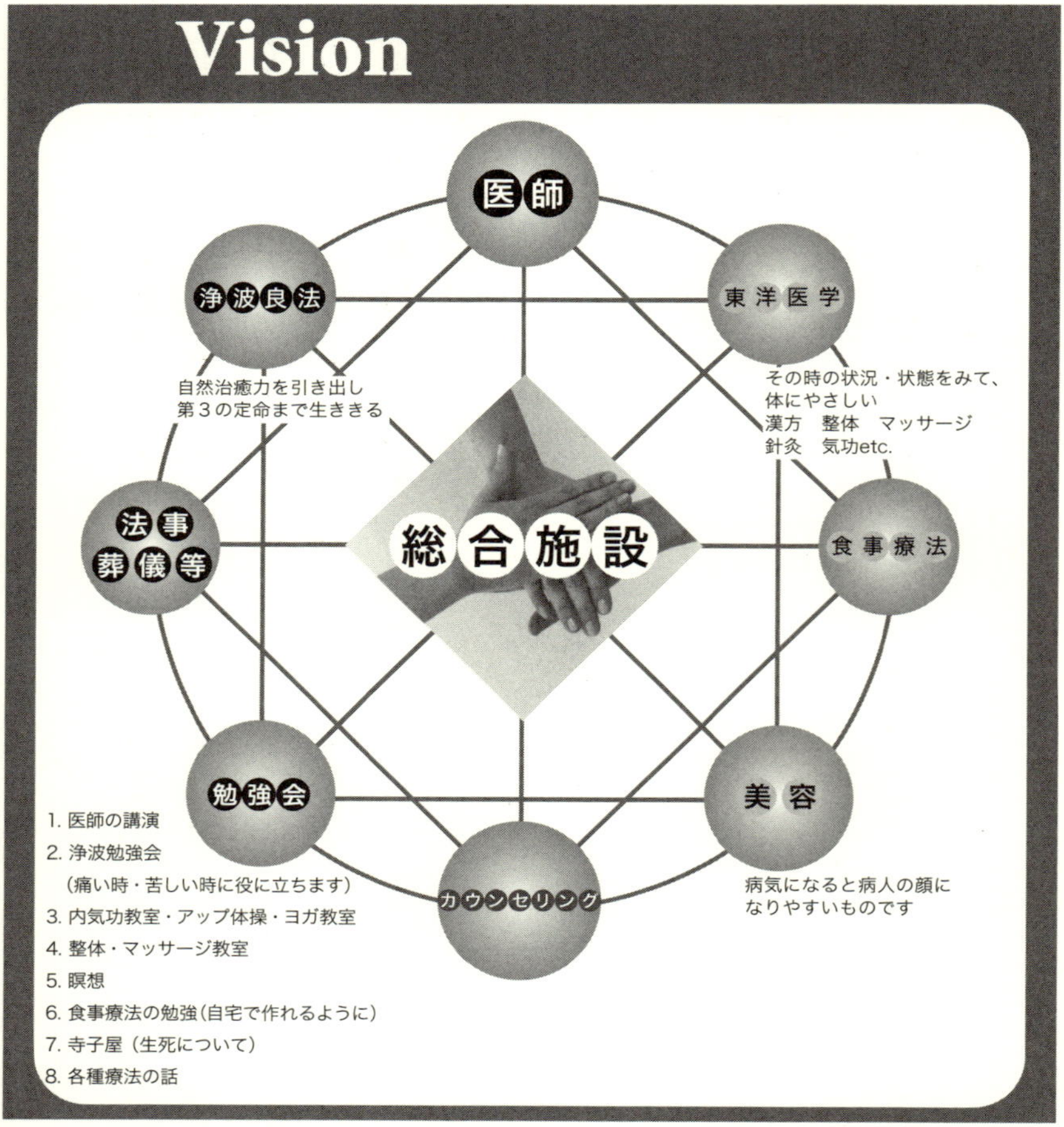

▲病院とお寺がひとつになった総合施設のイメージ図

もちろん、どんな病気の治療においても、いかに自然治癒力を活かす治療をするかが大事なポイントです。必要に応じて浄波良法をおこなうことで、痛みがともなう方はまず痛みをやわらげられ、薬やほかの療法をおこなう際にも効果を高められます。

そのほかにも、食事療法を実践したり、気功、瞑想などをおこなったり、勉強会や、医師や僧侶の講話を聴く機会ももうけていけば、精神修養や自己啓発にも取り組めます。

こうすれば、人生で道に迷ったり、落とし穴に落ちたりする状況も防げますね。さまざまなことを学んで静かに命をまっとうし、死を迎えたときも安心してあの世に旅立っていけます。

そこで、この章では、私が二十年以上前から構想してきた理想のホスピスや死というもののとらえかたについてくわしく述べてみたいと思います。

ホスピス構想二十五年間の思い

さて、私はいままで、たくさんの人たち、病気になった方々と接してきました。誰もが、たいへんな身体をかかえて、あちこちの病院を必死にまわっています。そのたびに高額の料金を支払い、苦しみ続ける人のなんと多いことか……。

信じて治療してきたのに、その治療に裏切られ、恨み、死んでいった人たちも数多く見てきました。死と隣りあわせに生きている人は、藁《わら》にもすがる思いでいます。つらくて、苦しくて、痛くて、不安と恐怖のなかにいます。

これは、いま元気な人にとっても、他人事ではありません。みんないつかは死にます。それも、病気にかかって死ぬ可能性がいちばん大きいことに変わりありません。

私は、どうせ死が避けられないなら、身体が元気なうちに自分が行きたくなるような、通いたくなるような、安心できる理想の施設をつくりたい、と思うようになりました。

お寺の副住職をしていたときのことです。私の家を檀家さんが建ててくださることになり、寄付金を集めてくださいました。それは、何千万円という金額になりました。もちろん、とてもうれしく思いました。

しかし、「それよりも、大勢の人のためになる治療院をつくったほうがいいんじゃありませんか」と、私は自分のホスピス構想のもと、治療院の建設を提案したのです。しかし、檀家のみなさんの返答は次のようなものでした。

「そんなの必要ありませんよ。お坊さんはお坊さんらしくしていればいいんだから」

そのとき、檀家のみなさんはお元気でした。いまは病気ではないので、たいした危機感もなく、病気になれば病院で治せばいいじゃないか、という考えだったのでしょう。

しかし、つねに究極的に物事を考えることを心がけていた私は、檀家さんの考えに賛同できず、結局、お寺を離れることになりました。

病院とお寺が連携したホスピス

私の理想とするホスピスは、その人が安らかに最後を迎えられるようにバックアップする、お寺と病院が一体化した施設です。

社会にはいろんなホスピス施設があります。

でも、患者さんが痛みで苦しみ、不安や恐怖のなかで日々をすごしているようでは、生きている甲斐がありません。

ガンになった場合、あなたならどうしますか。

病院に行き、抗ガン剤治療、手術、放射線治療などを受けるでしょう。ですが、それで治る見こみはどのくらいあるのでしょう。先が見えないまま、それらの薬の副作用で大勢の人が苦しんでいるのが現実です。

私なら、自分の家族がそういうふうに苦しんでほしくないと思います。安心できて、痛みもなく、心安らかであってほしいと願います。自分の大切な人が痛みで苦しむ姿を見るのは、言葉にできないくらいつらいものです。

浄波良法は、体内に眠っている自然治癒力を目覚めさせて、その力を最大限に発揮してもらい、その結果、痛みが消えるというものです。私は、まずこれを取り入れたいと思いました。

また、あらゆる医療について知識と経験が豊富な、患者さんに対する深い思いやりにあふれたお医者様の存在も構想に欠かせません。そのまわりには、整体師、カウンセラー、セラピストなど、体や心の癒しに関するそれぞれの専門家がいて、ともに協力しあい、上手に連携をとりながら、真の医療の提供をめざしていく――これが私の理想です。

そのためには、関わるすべての人が医療の本質を理解し、自分のスタンスを守り、責任をまっとうするとともに、おたがいの役割を尊重する姿勢が大切です。

そして、もうひとつ重要なのが、「お坊さん」の存在です。病気をもった人に、真の道を説く人が必ず必要です。お経だけを読んでいても人は救えません。

私は禅宗のお寺で修行してきましたが、そのときいつも思っていました。僧侶でいれば生活は保障される、でもそれは、この世界だけの話だと——。現世の人を救えないで、あの世の人を救えるわけがない。だからこそ、宗教宗派を超えてみんなで協力し、助けあって生きていきたいと願うのです。

このような施設があれば、だれもが迷わず入りたいと思うでしょう。他界しても、自分の肉体を商売に使われず、なによりも、みんなが感謝して、その人を送り出せるのです。これこそが本当のお葬式です。

いま無駄にしているお金を集めればできる

これだけ大規模なホスピスともなれば、お金がかかります。

その資金には、いままで意味もなく私たちが払ってきたお金を当てればすみます。

意味のないお金のひとつに、お寺の寄付金があります。

「つきあいもあるし、いずれお世話になるから……」と、お寺に何十万円ものお金を寄付したり、あるいは「地震の修復だから」「改築だから」「この戒名ではこのくらいで」と理由をつけては寄付するお金があります。横並び意識の高い地方では、「あっちの家も出しているし、うちがこの金額では……」などという、見えない圧力に押されて多額のお金を出すこともあります。

しかし、考えてみてください。そんなことにはたして意味があるのでしょうか。お寺に寄付したからあの世での地位が上がるとか、まさか、本気では思っていないでしょう。

医療にも「無駄金」があります。

いま、病院での薬の出しすぎがよく取り上げられています。飲まない薬、飲み忘れた薬をどっさりとビニール袋で保管しているお年寄りもいます。そのような薬にかかるお金も無駄といっていいでしょう。飲まない薬を延々ともらい続けることが無駄でなくてなんでしょう。

みなさん自身の生活のなかにも無駄があります。たとえば、病気への恐怖、病気になりたくないという思いから飲んでいるサプリメントへの投資。自分の身体、体調にあうものならいいとしても、そうでないものは、むしろ悪です。身体を悪くしているだけですから、すぐにやめてしまいましょう。

この無駄を、意味のあるものに変えましょう。まさに将来、自分のためになる、生きたお金となることに気づいてほしいのです。

末期ガン患者に喜ばれる浄波良法

私はかつて、ガン患者が治療のために多く集まることで有名な高知県土佐清水市の土佐清水病院に勤めていました。

末期ガンの方には、なかなか薬が効きません。その状況は私の想像を絶するものでした。そんなとき、浄波良法が役に立ちました。痛みが消えるので、とても喜ばれたのです。

これまで述べてきたように、体は治りかたを知っています。自然治癒力を妨げているものを取り除けば、本来の元気なときの自分の力が蘇ってくるのです。

ガンでもほかの病気でもそうですが、免疫力が落ちると痛みが出てきます。免疫力が上がっていると、ガンであっても、痛みもなく、元気なのです。全身にガンのある患者さんが、浄波良法後には院内をふつうに歩いて生活するというケースもありました。

浄波良法によって圧痛点が消えるのは、体がよい方向にむかっている証拠です。また、私の経験上、浄波良法をたくさん受けると、自然治癒力を妨げるマイナスエネルギーが取り除かれていくので、薬がよく効くようになりました。その相乗効果を目にして、やはり医師といっしょにやっていてよかった、と思ったものです。

また、短時間で痛みが消えるので、患者さんは、「これが続けばいつか治る」と希望をもてますし、「自分にはこれだけの力があったのだから、きっと治してみせる」と勇気が出てきます。

そして、喜ばしいことに、浄波良法は「高気圧酸素カプセルセラピー」との相乗効果で、さらに威力を発揮することがわかってきました。

ある有名な医師が、「病気の原因は酸素不足である」と語っています。現代は、とくに生活習慣の乱れやストレスも重なり、酸素が不足しがちです。

高気圧酸素カプセルは、サッカーで有名なベッカム選手が、かつてケガを短期間で治したときに使ったものです。また、甲子園の熱戦で最後まで投げ抜いた斎藤佑樹投手が大会期間中に使っていたことも話題になり、認知度が上がりました。

人体を家にたとえると、浄波良法は土台を建て直す役割をするものです。痛みが消える現象は、細胞の配列が整ったことを意味します。

これにたいして、高気圧酸素カプセルは、人体（家）の換気・通気性をよくする役割をします。浄波良法と組みあわせれば、各機能はさらに高まります。身体の状態をみながら各種代替療法と組みあわせれば、最善の方法となるでしょう。

高気圧酸素カプセルとは

私たちの体は、六十兆個もの細胞でできています。そのひとつひとつが呼吸をして、生きていくために必要なエネルギーを生産しています。

人間の体調は、何によって左右されると思いますか。

天気が曇りのときに膝が痛くなる、古傷が痛む、という話を聞いたことがあるかと思いますが、低気圧状態だと不調が出やすくなります。

体調が気圧によって左右されるのだとすれば、気圧を上げた状態でいられればよいわけです。そこで開発されたのが「高気圧酸素カプセルセラピー」です。

これは、酸素カプセルのなかに横たわり、通常の呼吸では不可能な量の酸素を細胞の隅々に溶けこませ、生活環境や加齢で低下した酸素水準を取りもどすシステムです。ただの酸素補給とはちがい、加圧するのがポイントです。加圧することで、強制的に、酸素が押し込まれるように体内に入ってくるのです。

少し科学的に説明してみましょう。

ふだんの生活で体に取りこまれる酸素には、血液中のヘモグロビンと結合した「結合型酸素」と、血液の液体中に溶解した「溶解型酸素」の二種類があります。

細胞に運ばれる酸素のほとんどが「結合型酸素」で、身体のあらゆる器官へ運ばれます。しかし、さまざまな原因によって血液の流れが悪くなったりすると、じゅうぶんな酸素を送るのが難しくなります。

また、通常の大気圧下の呼吸では、体内に取りこんだ酸素を運ぶ量にも限界があります。それに、血中へモグロビンの数以上に「結合型酸素」は増やせません。

そこで、高気圧酸素カプセルの登場です。

みなさんは、「ヘンリーの法則」をご存じでしょうか。「液体に溶けこむ気体の量は、その気体の気圧に比例して増える」という法則です。

その法則に従えば、気圧の高い環境下では、酸素がより多く血液（血漿）に溶けこむことになりますので、「溶解型酸素」が増加し、血中の酸素量が増えます。また、「溶解型酸素」は「結合型酸素」より小さいため、毛細血管の末端にまで運ばれ、じゅうぶんな酸素を供給できることになります。

このように、気圧の高い環境下では、血中内に酸素と栄養素をたくさん溶かすことができます。栄養素をじゅうぶんにもらえた細胞は元気になり、代謝が上がります。細胞は活性化し、再生機能が強化され、ケガの早期回復、修復力アップにつながっていきます。

疲れやすい、だるい、身体が冷える、便秘、寝つき、寝起きが悪い――病気ではなくても、なんとなく調子が悪いことはありませんか。

これは酸素不足が原因であることが多いのです。こういった症状を軽く思わずに、高気圧酸素カプセルを使って、体内の「溶解型酸素」を増やし、細胞ひとつひとつに元気になってもらえたらと思います。

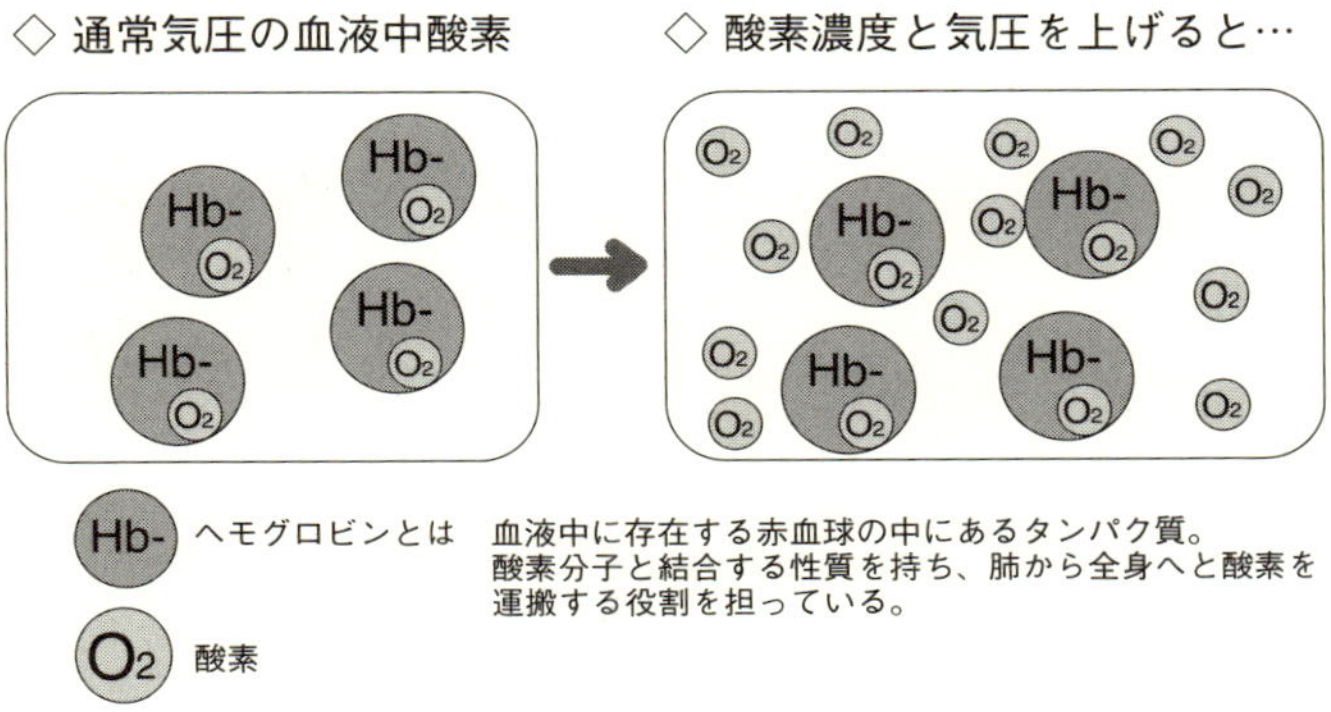
◇ 通常気圧の血液中酸素
◇ 酸素濃度と気圧を上げると…
Hb-
O2
Hb- へモグロビンとは　血液中に存在する赤血球の中にあるタンパク質。酸素分子と結合する性質を持ち、肺から全身へと酸素を運搬する役割を担っている。
O2 酸素

▲高気圧酸素カプセルのしくみ

高気圧酸素カプセルは、こんな症状のある方におすすめです

なんとなく体調がよくない	少し体を動かすと疲れる
疲労感が抜けない	寝つき、寝起きが悪い
便秘気味である	肌に弾力がなくなってきた
記憶力が低下した	お酒が翌日に残る
ケガが治りにくい	貧血気味
目が疲れやすい	ダイエット効果があがらない
肩がこる	集中力がない
体の末端が冷えやすい	よく寝てもすぐ眠くなる

血液細胞分析で生きかたの修正をする

では次に、血液細胞分析のお話です。

ふつう、病院の血液検査は数字で表わしますが、ここで言う「血液細胞分析」というのは、「自分の生きた血を、顕微鏡をとおして確認する」という方法です。

現在、私が「高気圧酸素カプセルセラピー」とともに血液細胞分析を取り入れ、みなさんにおすすめしているのには理由があります。

浄波良法によってせっかく自然治癒力を上げても、回復を妨げる要因を多くつくっている人にはなかなか効果があがりません。

たとえば、毎日、身体によくない食生活、ストレス、生活習慣を続けている人は、マイナス要因のほうが自然治癒力の効果よりも勝ってしまっているわけです。

このような人は、何度施術しても効果が上がらないため、「浄波良法をやっても効かない」と勝手に決めこんでしまい、本当の原因に気づきません。あるいは、気づいたとしても生活習慣を改めません。その結果、病気が治らないのです。

最後には、「ほかに何か、いい方法はないかしら？」と探しはじめ、病院から「治る」と断言された手術法を盲信したり、霊能者の言いなりになったりしてしまいます。そんな人を私は何人も見てきました。

自分自身が自覚して、病気を治そうとしなくては、根本的な解決にはなりません。そのためには、自分の血液がどのような状況にあるのかを見るのがいちばんなのです。

みなさんは、毎日鏡を見ますよね。鏡は目に訴えてきます。鏡で確認して自分の顔に異常があれば、びっくりして、なんとかしようと思うでしょう。

それと同じように、まずは自分の血液を映像で見てもらい、自分の「鏡」としてもらうわけです。

自分の血液の状態を自分で確認することで、「私は脂っこいものをいつも食べているからいけなかったんだ」とか、「体にこんなに苦労をかけていたんだ」と自覚できます。

大げさなことではなく、たんに体をいたわる気もちをもってほしいのです。治癒力の強い人はきれいな血液をしていますし、健全な肉体をしています。

カウンセリング、温泉、エステでもリフレッシュ

真のホスピスに必要なのは、カウンセリングです。

病気になると、鬱々《うつうつ》とした気もちになりやすいですね。私も、かつて体調を崩し、原因不明の不調で十カ月ほど苦しんだ経験があります。その苦しみからうつ状態になってしまったので、病気の人の気もちがよくわかります。

病気が治らないかもしれない。死ぬかもしれない。そんなことばかり考えて、希望も夢もなくなります。いろんな精神論の本を読んだところで、なぐさめに

もなりません。

うつ状態のときは、ただ自分の話を聞いてほしい、他人には何も言われたくない、うるさいだけだから――。

そういう事情を理解したカウンセラーが、いつもそばに常駐していれば、きっと心強いですよね。


私が思い描く施設の場所は、まずは海が近くにあるところです。海の音には癒しの力があります。そして、温泉が出ているところです。温泉が出る土地は磁場が強く、身体にとてもよい効果があります。それに、温泉そのものがすでにリラックスできる「場」ですから、これ以上の立地はありません。

加えて、畑があり、農作業ができ、自分たちで育てたものを食べられる環境、これが理想的です。

エステ部門もあれば、なおいいでしょう。病気のときは、顔が沈みがちなので、エステでリフレッシュできる環境があれば、おしゃれをして、病気も忘れられます。

病気で苦しみを抱えている人は、不安、恐怖、痛みでいっぱいで、生きているのがつらいかもしれません。元気な人を見て、うらやましいと思っているかもしれません。毎日毎日、愚痴ばかり言っているかもしれません。書店に行き、「治る方法はないか？」と必死に本を探しまわっているかもしれません。「○○病の治しかた」を調べては、方法論を取り寄せて実践しているかもしれません。

とにかく、早く苦しみから解放されたいと焦り、治そうと必死だと思います。まわりの家族も、患者さんと同じように、つらく、不安でしょう。そんな人たちが、安心できるような、ホッとできるような施設をつくりたいと思っています。

浄波良法の勉強会を開講

あなたの大事な人が、夜中に痛みで苦しくなったときをイメージしてみてください。そのとき、家に薬があって、その薬が効けばいいのですが、効かないときはどうしたらいいでしょうか。ましてや、その病人がわが子であったら……。

そんなとき、一家にひとり、自然治癒力を引き出し、痛みを消せる人がいたら心強いと思いませんか。子供をもつ親にそれができれば、苦しむ子供をすぐに助けてあげられます。

家族に病人を抱えている場合はなおさらです。救急車をよんでも、到着するまでの時間はどうしたらいいでしょう。家族のひとりが浄波良法を学んでいれば、どれだけの人が苦しみから救われるでしょう。

仏教用語に「脚下照顧《きゃっかしょうこ》」という言葉があります。「他人を論ずるより、まず自分から実践する。理想を高くもつなら、足下をおろそかにしてはいけない」という意味で、「まず、家族を救うことから」という浄波良法のめざす考えかたとも共通しています。

私は、毎月一回、各地で浄波良法の勉強会を開催しています。その日の勉強会終了には、参加者全員が圧痛点の痛みを消せるようになっています。

だれにもできる浄波良法

「私は鈍感だからできない。私なんかできるはずがない」

浄波良法を勉強する前に、こんなことを言う人がいます。

でも、安心してください。やる、絶対覚える、という気もちがあれば、だれにでも必ずできるのが浄波良法です。

人にはそれぞれ、大事な人がいます。それは、親であったり、子供であったり、恋人であったりします。ほんとうに大事な人に、もしもの事態が起きたとき、できる、できないなどと言ってはいられません。自然と「やるんだ」という気もちになると思います。

人間はみな、死が約束されています。だれにも必ず死は訪れます。そのとき、大病、とくにガンで亡くなる方が多いのは、すでにみなさんご存じのとおりです。ガンにかかると、壮絶な死を迎えるケースが多い、とよく言われます。薬が効かずに痛みで苦しむからです。

そうしたケースが、自分に、または自分の大切な人に訪れたとき、言葉で言い表せないくらいつらいことでしょう。

――私がここで書いていることは、確率的にみても、だれもが経験する可能性のあることです。そのとき、浄波良法を習得した人が、家族に一人いればどれだけ心強いでしょう。

災害時の場合も考えてみましょう。

世間では、「地震にそなえて備蓄せよ」とアピールしていますね。しかし、備品を充分に用意しても、緊急の病気、風邪などに対処することは難しいでしょう。特に、子供やお年寄りの場合、ストレスに弱いので、環境の悪化で病気を誘発しやすくなります。

そういう万が一のときにそなえて、浄波良法を身につけておいて損はありません。私は、「大事な家族は自分が守る」という方にこそ、勉強会に参加してほしいと願っています。

プロ育成のための「浄波スクール」

浄波良法は、私が特別だからできるわけではなく、人を癒したいという想いがあればだれにでもできます。「宇宙円光エネルギー」を扱う方法や意識をマスターすれば、必ず同じ結果を出すことができます。

理論よりも体で覚えるほうが早いので、毎月の勉強会では実技を多く取り入れています。初めて参加された方でも、会の終わりには痛みが消せるようになり、回を重ねるたびに、やり方のコツが体になじんできます。

また、より深く学びたい方、プロの施術家をめざす方には、別に「浄波スクール」を開講しています。病院やクリニックなどでも、今後、浄波良法の施術者が求められるようになるでしょう。人のために自分を役立てたい、という方に、ぜひ浄波セラピストをめざしてほしいと思っています。


これからは、個人個人が天とのパイプを強くして、自分の力を発揮していく時代です。力のあるだれかに頼るのではなく、自分自身に本来そなわっているすばらしい力を磨いていきましょう。

病気になったらみんなで助けあい、おたがいのよさを引き出して治療していく、その行動が何事においても大切です。それこそが、次の時代を担う子供たちへの真の教育にもなると信じています。

今すぐはじめられる浄波セーバー

遠方から泊まりがけで浄波良法を受けて、よくなってきた途中で帰らなくてはならない方や、入院中で外出できない方のために、以前は出張施術を行っていましたが、だんだんとそれが難しくなってきました。

そこで私は、そんな方たちのために浄波セーバーという器具を開発しました。これは、浄波良法を自分で自分に、または家族にも施術できるものです。だれにでも、その場ですぐできるというところが最大の魅力です。

医学的に自律神経の状態を解析した結果、浄波セーバーの使用によって、副交感神経の機能が高められることが裏づけられ、浄波を受けたときに、体感する効果がけっして錯覚でないことが実証されました。

このことで、お医者さんが、浄波セーバーを治療の一環として取り入れてくれるようになりました。

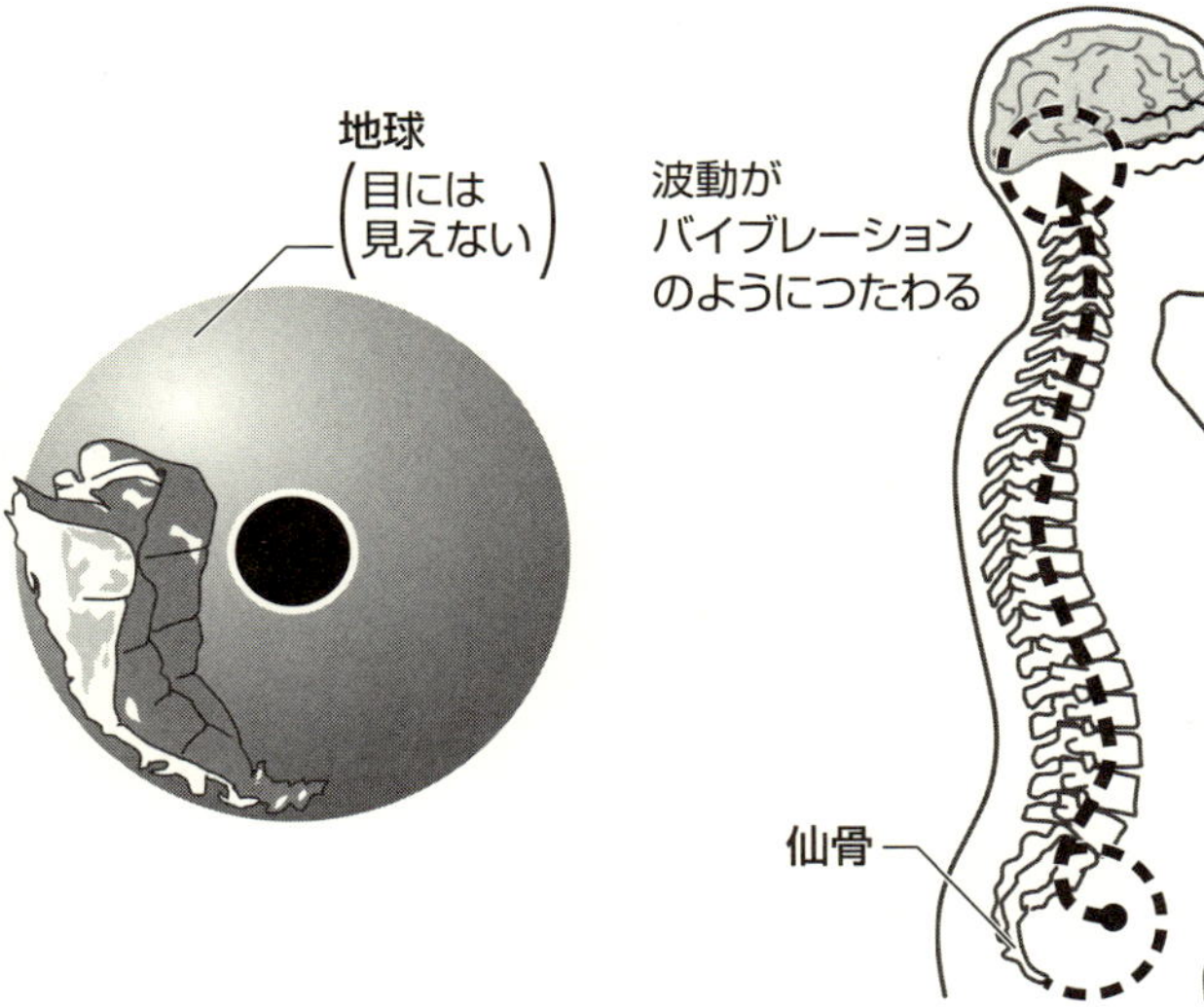

ここで、浄波良法と浄波セーバー、そして自然治癒力アップ体操のそれぞれの違いを説明しておきましょう。

これらはすべて、調和のエネルギーを自然治癒力に共鳴させ、働きを最大にすることが目的です。

自然治癒力の中心は仙骨であり、仙骨は、宇宙エネルギーを受信する場所です。図を見てわかるように、仙骨はカーブを描いています。

そこには、目に見えない丸い

円（地球）が描かれていて、宇宙と肉体を結ぶかけはしになっています。肉体が小宇宙だと言われるのは、そういう理由からなのです。

この円の中心は、古来より「臍下丹田《せいかたんでん》」とよばれ、たいへん重要視されてきました。

身体の波動は、この円の中心から仙骨を介して発振され、背骨から脳へと伝わっていきます。

仙骨は人体の中心に位置しています。人体模型を使って、中心である仙骨を動かすと、それぞれの骨がいっせいに動きます。そのくらい、仙骨は身体全体に影響をあたえているわけです。

精神世界においても、仙骨は「仙人の骨」とも言われ、未知なる骨とされてきました。

浄波良法、浄波セーバー、そして自然治癒力アップ体操の三つの方法はすべて、この未知なる骨、仙骨に働きかけていきます。

仙骨の円の中心まで一気に共鳴させることができるのが浄波良法です。

浄波セーバーは、使う人によって、共鳴の深さにちがいが出てきます。しかし、どんな人が使っても、必ず共鳴させることができます。

自然治癒力アップ体操は、円の中心までは届きにくいですが、特に肉体を軸にして共鳴させせます。運動不足の解消にもなり、身体のバランスを整えることができるのです。

円の中心に近づけば近づくほど、より自然治癒力が引き出されていきます。

浄波良法、自然治癒力アップ体操、浄波セーバー、さらに、自分自身がプロセラピストになるためのスクールがあり、勉強会もあります。自分の生活スタイルや必要に応じて、いちばん取り入れやすいものを選択し、活用していただけるよう願っています。

寺子屋での勉強会…生と死

昔の武士は、自身がどう生き、どう死ぬかということを、つねに勉強していたそうです。

たしかに、「死を学ばねば生きたことにはならない」のかもしれません。なぜなら、いつか必ず死を迎えるからです。早いか、遅いかだけのことです。

自分の人生では、自分のやってきたことが、魂・遺伝子にすべて記録として残されます。それなら、かっこよく生きようではありませんか。人の顔色をうかがうようなことはせず、人に媚びず、しかし迷惑はかけず、正直に、自分をほめてあげられるように。

決して逃げないで、あきらめずにいれば、最高のご褒美があります。たとえ、目に見えるかたちで報われる日が来なくても、自分にしかわからない心の満足が得られるのです。

人生はいま、この瞬間から、つねに新しくはじまっています。できなくてもいい。失敗してもいい。努力するその姿が美しく、すばらしいのです。

肉体は死んでも、魂は死にません。永遠です。

肉体の別れはつらいかもしれませんが、それを乗り越えるために生まれてきているのです。自分の魂は永遠に生き続けるのだと理解しましょう。死を恐れず受け入れる。その心境になれるまで、いまを精一杯生きてください。

いまを真剣に生きていけば、自分自身が開かれ、いろんなことが答えとなって自然にわかってきます。言葉だけでなく、自分で行動できるようになっていくのです。

身体の環境をよくする

会社の環境が悪いと社員は働きにくく、能率もあがらず、売り上げも悪くなってしまいます。それをそのままにしておくと、会社は倒産です。会社の環境そのものをよくしないかぎり、せっかく入社した優秀な人材も力を発揮できません。

人間の身体も同じです。肉体の環境が悪ければ、細胞は働きにくくなり、機能できなくなります。そのままにしておくと、病気になってしまいます。

そこで、なんとかしようと薬を服用するわけですが、いくら効果の高い薬を服用しても、身体の環境そのものをよくしなければ、薬もその効果を発揮できません。それどころか、身体の環境が悪ければ、普通よりも副作用が激しくなってしまいます。

そのことがもっとも顕著にわかるのが、抗ガン剤です。抗ガン剤は、ガン細胞に対抗するための薬ですが、残念なことに、同時に正常な細胞をも攻撃してしまうことがあります。

そのため、ガン細胞をある程度やっつけたのはいいけれど、いっしょに攻撃された正常な細胞がそれに耐えきれず、結果、頭髪が全部抜けてしまったり、胃腸の具合が悪くなって吐き気に苦しめられたり、という状態になってしまうのです。

たくさんのガン患者の方を見てきてとくに思うのは、やりすぎるための失敗です。健康食品、薬などを飲みすぎてしまい、それで体調を崩してしまう、というケースです。どんなにすばらしく、よいものでも、身体が望んでいないところに詰めこんでしまうと、身体は拒否反応を起こしてしまうのです。

無理をさせない、治療を押しつけない

病気になったらとくに気をつけなければならないのは、ストレスです。ストレスは絶対に避けなければいけません。ストレスにさらされ続けると免疫力が落ちてしまい、痛みとなってあらわれてきます。

ですから、「調子がいいから」といって仕事をすると、仕事のストレスによ

って病気がぶり返すわけです。元気になると、すぐに、「仕事をしないと生活できないから」と、無理をしてしまう気もちはよくわかります。でも、ガンの場合はとくにそうなのですが、一度免疫力が落ちてしまうと、なかなか回復力がもどりません。

調子がよくなったときほど、仕事を休み、遊んで好きなことをしてください。これは、私の経験から声を大にして申し上げたいところです。

病気が重くなればなるほど、患者さんは生きたくて闘おうとします。また、本人が手術や抗がん剤に頼りたくないと思っても、まわりが治療に関する固定観念をもっていて、すすめてしまう場合もあります。

苦しいのは病気になった本人です。後悔しないためにも、治療をどうするかは自分で選ぶことが大切です。

自然治癒力アップ体操教室

身体は毎日変化しています。

とくにガンになると、いろいろな治療や健康法を試したいと思うことでしょう。ですが、自分の身体のことを知らないと、信じていたことがかえって命を危険にさらすきっかけにもなってしまいます。

身体は強い刺激を求めてはいません。むしろ、身体は病気に対していつも精一杯がんばっている状態です。そんな身体の手助けをするために、自然治癒力アップ体操で自然治癒力を高めていきましょう。そして、食事、生活習慣を見なおし、自分を見つめなおすのです。

私は、週に一度、カフェで自然治癒力アップ体操の教室を開講しています。本書で紹介した自然治癒力アップ体操を、より深く自然治癒力に共鳴させられるように、イメージを使い、呼吸法とともに指導しています。

この体操は、本書で紹介したやり方のほかに、病気で硬くなった部分の緩和や、内臓を強くするなど、いろいろなやり方がありますので、ひとりでも多くの方に覚えていただきたいと思っています。

自律神経の整えかた

ここで、呼吸について少し説明しておきましょう。

自律神経は、心臓を動かしたり、汗を出したりします。いってみれば、自分の意思とは無関係に働く神経で、消化器、血管系、内分泌腺、生殖器などの不随意器官の機能を促進、または抑制し、調節しています。自律神経は、自分の意思ではけっして思いどおりにはなりません。

ところが、唯一、呼吸だけは意識的におこなうことができます。つまり、呼吸こそが、自律神経とアクセスできる唯一の方法なのです。

自分の身体、無意識の自律神経、そして、自分の意識をあわせるための方法が呼吸です。吸うときは交感神経が働き、吐くときは副交感神経が働きます。お風呂に入って、「ハア～」とひと息つくときは、まさに副交感神経がリラックスしている状態です。

過呼吸の人は、息を吸ってばかりいて、交感神経優位になります。そのため、何かの拍子に息ができなくなり、倒れてしまいます。

反対に、副交感神経ばかり優位になっている人は、ずっと息を吐いてばかりいます。それが原因で糖尿病になる人が多いようです。そういう人は、息を吸うのを少しだけ意識すればいいでしょう。

なにごともバランスです。そのバランスを整えるのが、呼吸法です。「禅」では、呼吸法がとても大切です。呼吸を整えることで、自律神経を自分の無意識の世界とクロスさせ、無念無想の境地に入るのです。そしてそれによって、交感神経と副交感神経のバランスが正常にもどり、健全な身体が維持され、定命まで生きていけるわけです。

偏らない生きかたをしよう

健康はもちろんのこと、病院、東洋医学、食事療法、健康食品などに関する情報は、一方に偏らないのがいちばんです。日頃から、メリット、デメリットの両面を勉強しておくようにしましょう。一方に偏ってしまうと、ほとんどのケースで失敗してしまいます。

「医者は信じない」「食事療法は信じない」「東洋医学なんて信じない」などと、がんこに拒否する人もいます。批判ばかりする人もいます。

しかし、どれひとつとしていらないものはありません。それぞれの特性を知り、まんべんなく活用していけば、苦しみも少なくこの世を生きられます。

ちなみに、私は代替医療としてマッサージの重要性も提案しています。

いったん病気になると、身体は硬くなってきます。そんなときに、細胞の声がわかる人が、病気の状態にあわせてマッサージをほどこしていくと、患者さんはとても楽になります。

かつて私の勤めていた病院には、マッサージ師がいませんでした。それで、私が代わりにやってあげたことがあります。身体が楽になったと、たいへん喜ばれました。リンパマッサージもいいですね。

私の「ホスピス構想」は、このような専門分野のプロを一カ所に集めるというものですが、これも、偏りのない治療の集大成をつくりたいという思いからです。

これまでは、患者さんに肉体的、精神的な弱みがあって、医師がそれを高みから見下ろす感じで、医師のほうが偉くなってしまっていました。でも、医師だって、施術者だって、同じ人間。いつ病気にかかって、同じ立場になるかしれません。

だからこそ、同じ立場になって助けあい、協力しあうことが必要なのです。医師、施術者、患者に上下関係はありません。おたがいを尊重する姿勢をもったホスピスでありたいと考えています。

あとがき

時代が変わっても、人間は病気と縁が切れない存在です。

いまは深刻な病気でなくても、万一自分が病気に直面したとき、また、自分が死を迎えたとき、何が必要でしょうか。

二十四年前、お寺の副住職として働いていた私は、自分の理想とする医療、ケア、お寺の三つが一体化したホスピス構想を思い描きました。医師、僧侶、東洋医学の施術者、各スペシャリストの先生がいる施設、それに温泉施設までそなわれば、わざわざ温泉療養に行く必要もなくなります。

しかし、当時、この案に賛同してくれる人はありませんでした。わたしの周囲の人たちは、重い病気を患っているわけでもなく、いずれは自分も死ぬということも強く実感しているわけでもなかったからです。

ふりかえってみれば、何の実績もないただの「お坊さん」が、新しい治療法、新しい施設を考えたところで、たんなる夢物語のように聞こえていたのかもしれません。

しかし、いまはちがいます。

浄波良法を開発してから二十一年間、高知県の土佐清水病院に勤めたのを皮切りに、ガンや難病の患者さんに浄波良法を施術し、東京の大学病院が主催する学会で講演をする機会にも恵まれ、浄波良法の理念、効果に賛同してくださる大学教授、科学者、医師の方々からも推薦をいただけるようになりました。

これまでは、ひたすら浄波良法への信頼を得たい一心でやってきました。というのも、相手の信頼を得られれば、私のめざす真のホスピス構想をいっしょに実現できる可能性が広がると思ったからです。

すばらしい方々との出会いと学びにより、いまようやく、夢であったホスピスの実現に近づきつつあります。私には、必ずできるという自信があります。これは私の夢であり、同時に皆さんの夢でもあると確信しています。

賛同してくださる方は、ぜひ浄波良法の勉強会、または寺子屋に参加してみてください。一人ひとりが、自分に内在する力を引き出し、一家族に一人、自然治癒力を引き出して、痛みを消せる人が必要になってくると思います。そうなれば、家族はどれだけ心強く、安心なことでしょうか。

私は、みなさんが死に対して理解を深め、供養の方法、徳の積み方などを覚えて、自立の道を歩んでいけるよう、サポートしたいと思っています。遠くない将来の実現にむけて、一緒に歩んでいきましょう。

現在、私はお寺の副住職を辞め、自分の理想を実現すべく、宗教宗派にかかわらない立場で、僧侶としての活動をしています。その考えから、あえてお寺という建物を持たず、まずカフェという場をつくり、そのなかで浄波良法、高圧酸素カプセル、血液細胞分析、ヨガ、自然治癒力アップ体操、勉強会、寺子屋などをおこなっています。これは、私がめざす施設の第一歩となるものです。

最後に、いま苦しんでいる患者さんに伝えたいと思います。

生きたいという気もち、治したいという気もちが奇跡を生みます。あきらめてはいけません。人間にははかりしれない偉大な力、自然治癒力があります。病気でおとろえてしまったこの力を引き出す手助けをするのが浄波良法であり、自然治癒力アップ体操です。

多くの方がこの体操を毎日実践し、さらには浄波良法と出会い、「第三の定命」まで生き切り、生命を完全燃焼させて人生を終えられるよう願って止みません。

私は、これからの人生を、人の命を生かすために使いたいと思います。

最後まで本書におつきあいいただき、ありがとうございました。

著者プロフィール

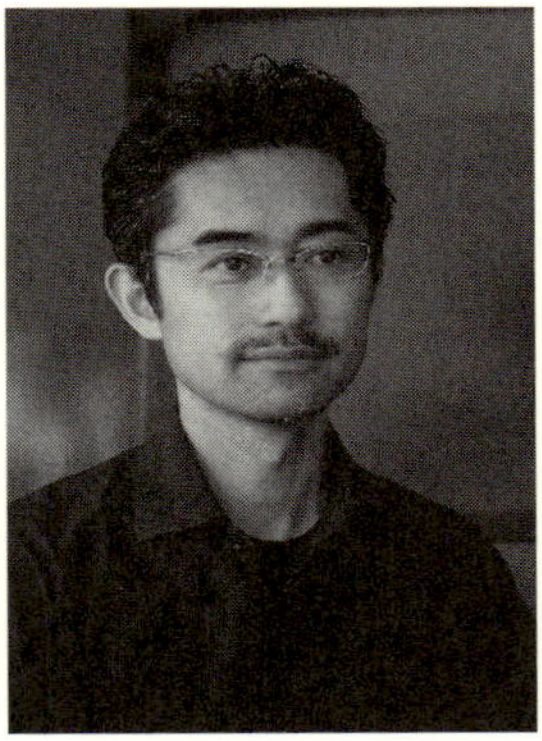

松本　光平（まつもとこうへい）

1967年、北海道に生まれる。

1988年、曹洞宗大本山永平寺別院における２年間の僧侶修行を終え、僧侶２等教師取得。日本気功整体学校、ヘクセンシュス神経専門大学校、MRT中心学校を卒業。

15歳、22歳、26歳で宇宙円光波動に遭遇して以来、数々の霊的体験をする。それらをもとに独自の方法で浄波良法を開発。

1993年、北海道自坊寺の副住職に就任。

1996年、高知県土佐清水病院に勤務。

2005年、札幌市に浄波良法施術院を開設。

2011年、施術院を併設したCafé J（カフェジェイ）をオープン。

著書『波動良法で自然治癒力を引き出す』（2005年）
『浄波良法』（2007年）
『マンガで見る浄波良法』（2009年）
『自然治癒力が病気を治す』（2010年）

■浄波良法の連絡先（http://johha.com）

【JOHHA 札幌】 北海道札幌市中央区宮の森１条５丁目１−６　スリットビル２F　自然菜食 Café J
電話番号　０１１−５１１−１１７８（完全予約制）

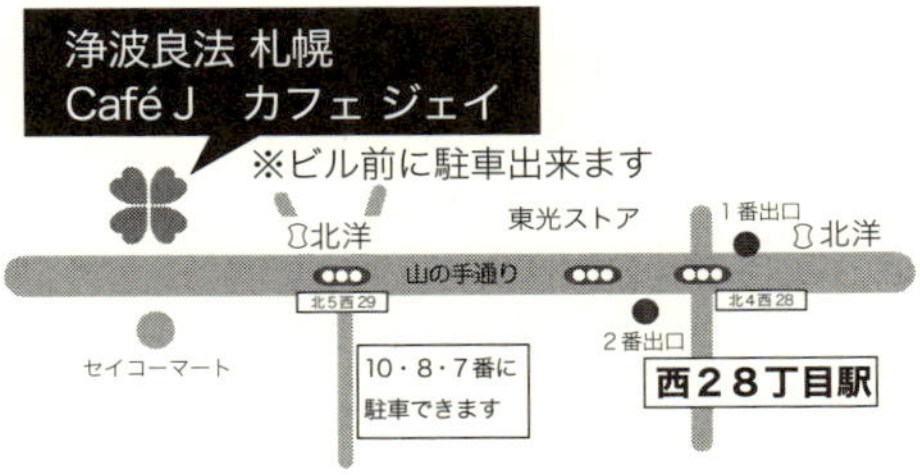

■東京・神戸のスケジュールは
JOHHA 札幌０１１−５１１−１１７８までお問い合わせください

お坊さんが考案した、かんたん自然治癒力アップ体操
—毎朝3分で健康リセット!—

2012年7月1日　初版第1刷発行

著　者　松本 光平
発行者　韮澤 潤一郎
発行所　株式会社 たま出版
〒160-0004 東京都新宿区四谷4-28-20
☎ 03-5369-3051（代表）
FAX 03-5369-3052
http://tamabook.com
振替　00130-5-94804
組　版　一企画
印刷所　株式会社エーヴィスシステムズ

ISBN978-4-8127-0348-9　C0011